LE POUVOIR
DE LA VOIX

par

Lisbeth Hultmann

traduit par Laure Gilbert

Lisbeth Hultmann

Traduit par Laure Gilbert

Titre original: 'Stemmens Kraft' 1995
Titre anglais: 'Power of the voice' 2013
Copyright Vox Mondo Copenhagen 2015

ISBN 978-1516842377

TABLE DES MATIÉRES

Chapitre 7

Qu'arrivera-t-il lorsque
je commencerai ?

Chapitre 8

La voix et l'univers

Chapitre 9

Exemples de cas

Avant-propos

Vous est-il déjà arrivé d'entendre une voix qui trahit tout d'un coup et inopinément une insécurité vacillante derrière un masque d'assurance, qui devient enrouée et rauque, cassée ou bloquée suite à une obstruction soudaine de la gorge ?

Vous est-il déjà arrivé d'appeler un ami au téléphone et de vous apercevoir immédiatement, après un simple « Salut », que quelque chose ne tourne pas rond ? Connaissez-vous des gens qui, dans certaines situations, doivent constamment se racler la gorge ? Avez-vous déjà eu la sensation d'être manipulé, de recevoir deux types de signaux, parce que les mots disaient une chose alors que la voix en disait une autre ? Et vous est-il déjà arrivé que, face à deux personnes disant exactement la même chose, vous réagissiez différemment parce que vous avez la sensation nette que l'une d'elles est sincère et l'autre non ?

Avez-vous déjà rencontré des personnes auxquelles vous associez certains traits de caractère parce que leur voix vous semble terriblement monotone, incroyablement enfantine, très érotique et provocante ou simplement bizarre, nasale et tendue ?

La voix révèle les secrets du corps, mais peut aussi nous servir d'outil pour surmonter des obstacles. Notre corps se souvient de tout ce que nous oublions, et tout ce dont le corps se souvient se reflète dans la voix. À l'aide d'exercices vocaux, nous pouvons nous libérer d'obstacles physiques et, au niveau inconscient, nous débarrasser des traumatismes que nos obstacles dissimulent.

Pour les personnes qui savent l'utiliser délibérément, la voix est aussi un outil puissant : elle a le pouvoir de faire cesser toutes les conversations ou celui d'ouvrir un long débat. À travers notre intonation et notre manière de formuler les choses, il arrive que nous provoquions la violence chez les autres, et que nous soyons nous-mêmes violents; en outre, les mots que nous prononçons sont parfois moins importants que notre manière de les dire. La voix nous permet d'obtenir ce que nous désirons, ou nous en empêchons, sans que nous ayons la moindre idée du motif pour lequel les gens nous respectent, nous craignent ou pensent que nous sommes merveilleux ou insignifiants.

Notre conscience réagit aux mots, mais nos émotions réagissent à la voix. Les mots peuvent mentir; la voix, jamais. Face à une personne qui sait comment interpréter notre voix, nous sommes complètement à nu. De plus, nous sommes impuissants devant quelqu'un qui sait utiliser sa voix délibérément, si nous n'en connaissons pas nous-mêmes le fonctionnement.

Dans la communication, il y a peu de chose auxquelles nous réagissons de manière aussi nette que la voix, mais en même temps, il y a peu de chose auxquelles nous prêtons généralement aussi peu d'attention. Ce n'est pas comme pour le langage du corps, notre manière de nous habiller, etc., sur lequel tant a été dit. Lisbeth Hultmann, elle, nous révèle le potentiel de la voix et son merveilleux univers caché.

Nanet Poulsen, journaliste

INTRODUCTION

Quelques mots à mon sujet

Depuis ma plus tendre enfance, j'ai grandi dans un environnement spirituel, car mes parents s'intéressaient beaucoup et s'inspiraient profondément au penseur et philosophe danois Martinus, qui a laissé des textes importants sur l'aspect spirituel de la vie. Bien que je n'aie pas de souvenirs très détaillés de ma petite enfance, je me souviens d'avoir appris très tôt que tout a un sens profond. Je pense que c'est cette approche de la vie qui m'a donné mon optimisme de base.

J'ai toujours considéré ma voix comme un de mes plus grands dons. Ma carrière de chanteuse a commencé très tôt : ma mère aime à raconter que je chantais avant même de parler. À l'âge de deux ans, il m'arrivait, quand j'étais assise dans un train ou un bus, de fredonner des chants sans paroles. Un jour, une femme trouva mon chant si doux qu'elle me donna deux couronnes danoises. La voix était mon principal moyen d'expression.

Plus tard, mon chemin m'emmena dans le monde professionnel de la musique, où j'acquis mes capacités scéniques et techniques. Étant enfant, je chantais dans le Chœur national de filles à la radio, puis dans le Chœur de l'Opéra National et le Chœur de Concert National, tous trois au Danemark. Mais j'avais de plus en plus envie de faire d'autres expériences. À différentes occasions, je rompis avec le monde établi de la musique pour trouver mon propre chemin. La voix devint la clé qui me permit de mieux me comprendre. Mais cela ne put advenir à travers son utilisation traditionnelle : j'ai dû me libérer de la rigidité de la forme classique afin de trouver de nouvelles voies, pour moi plus authentiques et moin orthodoxes. J'ai travaillé, par exemple, plusieurs années avec la danse moderne avant d'obtenir un diplôme d'enseignante du mouvement. Petit à petit, j'ai créé ma propre combinaison de son et de mouvement, qui devint ensuite plus intuitif, plus libre et qui a fini par se créer avec le temps. J'ai en outre, à travers une formation thérapeutique de plusieurs années, satisfait ma curiosité professionnelle et personnelle en acquérant des connaissances sur la psyché humaine.

Mon chemin continue à être expérimental et ma curiosité ne tarit pas. Je peux maintenant donner des concerts classiques sans me sentir liée à un style, et adopter les manières qu'ont d'autres cultures d'utiliser la voix, par exemple à travers le chant intuitif. Je continue à chercher le contact avec mon être intérieur, ainsi qu'à demeurer ouverte et sensible à la vie et à mon travail créatif. Cette liberté m'est essentielle; j'en ai besoin pour évoluer, comme tout le monde, d'ailleurs.

Origines de cet ouvrage

Ce livre a mis beaucoup de temps à naître. J'ai commencé à l'écrire il y a bien des années, à un moment où j'avais l'impression de travailler dans un domaine sur lequel rien n'avait encore été écrit, comme un territoire encore inculte où je devais nourrir la terre, planter les graines et faire la récolte toute seule. Quand je cherchais des ouvrages sur la voix, ce que je trouvais traitait soit de technique de la parole ou du chant, soit plus généralement de la musique et du son, utilisés comme outils pour le développement personnel, où la voix jouait un rôle infiniment petit. Je ne trouvais aucun livre traitant du rapport direct entre la voix et la personnalité. Souvent, des personnes venaient me voir dans l'espoir d'en savoir plus sur la voix après avoir recherché dans tous les ouvrages existants pour trouver des réponses. Cela me pousse à croire que beaucoup de gens s'intéressent au travail sur la voix dans le contexte du développement personnel, et qu'il y a une grande soif de connaissance sur les différentes façons d'utiliser la voix.

Au début, j'imaginais naïvement devoir écrire un magnum opus, de préférence en plusieurs volumes, destiné bien sûr aux spécialistes uniquement. Entre-temps, je suis heureusement devenue plus raisonnable. Tout d'abord, le jour où j'ai été interviewée sur la voix pour un magazine féminin, je me suis rendu compte qu'il vaudrait mieux écrire mon livre immédiatement, et qu'il devrait s'agir d'un ouvrage simple et court. Deux jours après, un éditeur me contacta pour me demander si je pouvais écrire un livre sur le pouvoir de la voix. C'est de là qu'est venu le titre, qui me semblait absolument évident. Le fait que quelqu'un ait eu la même pensée que moi au même moment fut extrêmement encourageant.

L'écriture de ce livre a donc été une grande joie en même temps qu'un défi important pour moi. J'espère qu'à l'avenir il y aura plus de recherche sur la voix et son rapport avec l'esprit, et que d'autres livres seront écrits à ce propos. Pour ma part, je ne pense pas que ce sera le dernier.

À qui s'adresse ce livre?

Cet ouvrage s'adresse à toutes les personnes qui souhaitent explorer l'univers de la voix. Il décrit comment nous pouvons nous transformer et changer le monde qui nous entoure en devenant plus conscients du pouvoir de la voix. J'espère qu'il apportera joie et aspiration à tous ceux qui désirent se transformer et croître. Cet ouvrage ne remplace pas un travail thérapeutique adéquat, mais peut aider à mieux comprendre comment utiliser la voix en tant qu'instrument pour notre développement personnel. Il propose des outils simples pour commencer le processus de manière autonome. Je vous suggère de lire ce livre peu à peu plutôt qu'en une fois. Il vaut mieux bien ressentir le contenu de chaque chapitre avant d'aller plus loin, et éventuellement en discuter aussi avec d'autres personnes.

Je déconseille aux personnes ayant de graves problèmes mentaux ou vocaux d'entreprendre les exercices proposés dans ce livre. La voix englobe de nombreuses ressources capables de déclencher des émotions très fortes, parfois difficiles à gérer seul. Si cela se produit, je conseillerai par exemple d'utiliser le livre avec un thérapeute professionnel.

Que vous soyez chanteur professionnel ou n'ayez jamais exercé votre voix auparavant, vous pouvez en tirer autant de bénéfices de ce livre. Il parle de la voix en tant que partie intégrante de la personnalité humaine, mais dans le contexte de la conscience plutôt que de la technique. La voix est présentée sous un aspect plus vaste et général. Des antécédents ou une maîtrise professionnelle dans le domaine de la voix ne sont donc pas essentiels ou nécessaires pour obtenir des bénéfices de cet ouvrage. Mon intention est de révéler une perspective plus élevée de la voix humaine, où chaque personne touche son essence unique et noble.

Remerciements

J'aimerais avant tout remercier toutes les personnes qui ont fréquenté le chemin de mon enseignement et m'ont ainsi permis de recueillir les expériences qui ont rendu ce livre possible. Ensuite, j'aimerais remercier Nanet Poulsen, dont l'engagement, le soutien toujours positif et les encouragements m'ont beaucoup aidée. Merci à toutes les personnes qui m'ont aidée au niveau informatique et à toutes celles qui ont suivi le processus avec bienveillance.

Je remercie particulièrement ma famille qui a parfois dû faire preuve d'une grande patience.

Lisbeth Hultmann

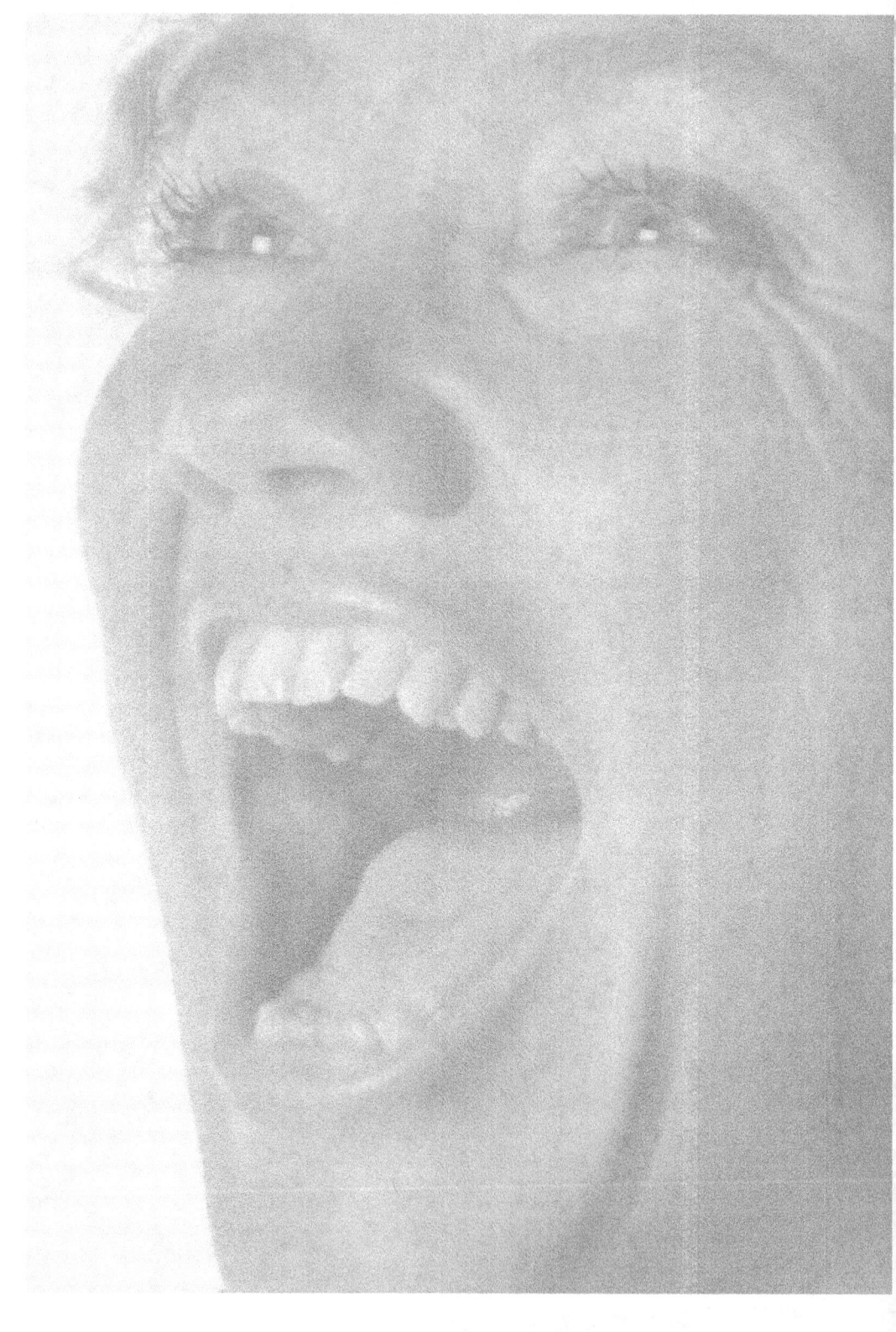

CHAPITRE 1

LA PHYSIOLOGIE DE LA VOIX

Fonctionnement de la respiration

Toutes les 4 ou 5 secondes, nous respirons. Cette fonction est vitale; il s'agit d'un réflexe qui advient, que nous en soyons conscients ou non, pendant que nous nous reposons, dormons ou accomplissons une activité physique. La respiration est le besoin le plus primordial du corps. Sans elle, nous mourons.

Nous ne pouvons contrôler notre respiration que dans une certaine mesure. Nous sommes capables de décider si nous respirerons rapidement ou lentement, légèrement ou profondément, et nous pouvons retenir notre respiration, mais seulement pendant un certain temps. Si nous exagérons, notre centre de contrôle automatique reprend le dessus.

Les organes respiratoires comptent notamment le nez, la bouche, le larynx, la trachée, les bronches et les poumons.

Lorsque nous respirons, l'air passe d'abord par le nez, où il est réchauffé, filtré et humidifié afin que les muqueuses des poumons le reçoivent de la meilleure manière qui soit.

Le passage par le nez est nettement plus long que le passage par la bouche. Le nez est tapissé de minuscules cils vibratiles, c'est-à-dire de petits poils qui éliminent la poussière, la saleté et les impuretés de l'air.

Après le nez, l'air passe dans la trachée, qui se divise en deux bronches, menant chacune à un poumon. Les bronches se divisent encore en un réseau de voies plus petites, appelées bronchioles, qui aboutissent dans de petits sacs d'air, appelés alvéoles. Les alvéoles sont entourés de capillaires qui échangent l'oxygène et le dioxyde de carbone dans le sang.

La voie de la respiration

Lorsque vous inspirez, le diaphragme - le grand muscle situé directement sous la cage thoracique - se contracte, provoquant un mouvement des côtes vers le haut et vers l'extérieur. Cela augmente le volume de la cavité thoracique. Lorsque vous expirez, les muscles se détendent à nouveau, et les poumons se compriment.

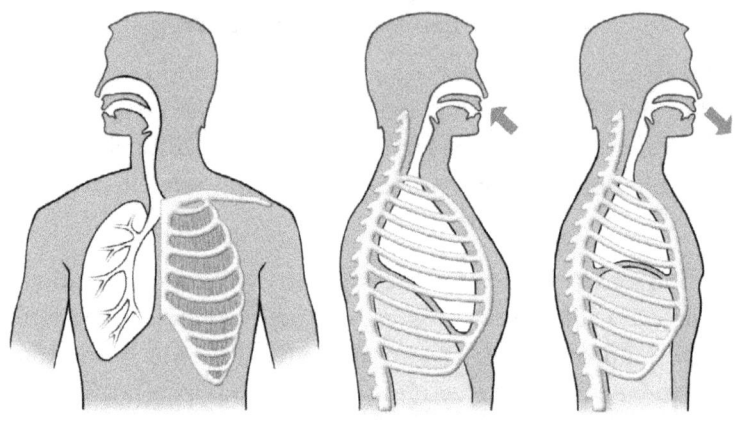

Fig. 1 Les Poumons   Fig. 2 Respiration   Fig. 3 Expiration

Les muscles de la respiration comptent notamment les muscles de la poitrine et des épaules, ainsi que le diaphragme. Comme je l'ai dit plus haut, ces muscles se relâchent pendant l'expiration, tel un ballon gonflé ayant une fuite d'air. Lorsque nous parlons et chantons, l'expiration repose donc sur une fonction musculaire qui provoque une diminution de la capacité pulmonaire.

Les cordes vocales se trouvent dans le larynx et sont constituées de bandes élastiques enveloppées dans une muqueuse. La glotte - c'est-à-dire l'espace entre les cordes vocales - peut s'ouvrir ou se fermer selon que les cordes vocales sont contractées ou relâchées. En position de repos - c'est-à-dire lorsque nous respirons mais ne parlons pas - les cordes vocales sont relâchées. La glotte est donc ouverte (Fig. 5). Quand la glotte est fermée, les cordes vocales sont contractées, par exemple lorsque nous parlons ou chantons (Fig. 4).

Quand nous parlons ou chantons, les cordes vocales sont contractées et l'air des poumons passe à travers cette ouverture étroite. Les cordes vocales vibrent, et c>est ainsi que le son est créé.

Plus l'air est poussé vigoureusement à travers l'ouverture, plus le son est fort.

L'ouverture entre les cordes vocales peut être étroite ou large. C'est en fonction de cette ouverture que se définit la hauteur du ton.

La gamme vocale d'une personne dépend fortement de ses caractéristiques physiques, telles que la forme de sa cavité buccale, ses pommettes, la taille de sa langue et la forme de sa tête.

Le larynx

Le larynx est une partie de notre appareil vocal attenant à la parole. Il se trouve à l'avant de la gorge et, si vous y placez votre doigt, vous le sentirez glisser vers le haut et vers le bas quand vous avalez votre salive. Lorsque vous produisez un son à bouche fermée, vous sentirez aussi des vibrations. Quand vous chantez ou utilisez activement votre voix, il est préférable que le larynx se trouve dans une position basse, de repos. Il est possible de s'habituer à cette position relâchée du larynx. Pendant la respiration normale, le larynx est ouvert. Sur le devant, on trouve la trachée, et à l'arrière, l'œsophage. L'épiglotte est un cartilage qui se ferme sur la trachée lorsque vous avalez afin que les aliments passent par la voie adéquate. Le larynx est un endroit vulnérable, surtout parce que la trachée est si proche de la peau.

Il est intéressant de voir comment les animaux, lorsqu'ils sont en danger de mort, exposent leur gorge en jetant leur tête en arrière pour montrer qu'ils capitulent, abandonnant le peu de contrôle qu'ils ont encore sur leur vie. En danois, nous avons l'expression : « *med livet i halsen* », qui veut dire « avec la vie dans la gorge »; cela évoque la sensation du larynx qui monte et qui bloque le flux d'air quand notre vie est menacée.

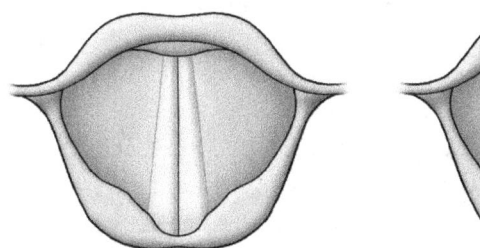 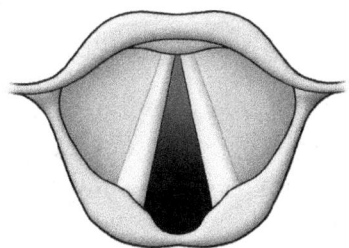

Fig. 4 Glotte fermée   Fig. 5 Glotte ouverte

Espaces de résonance

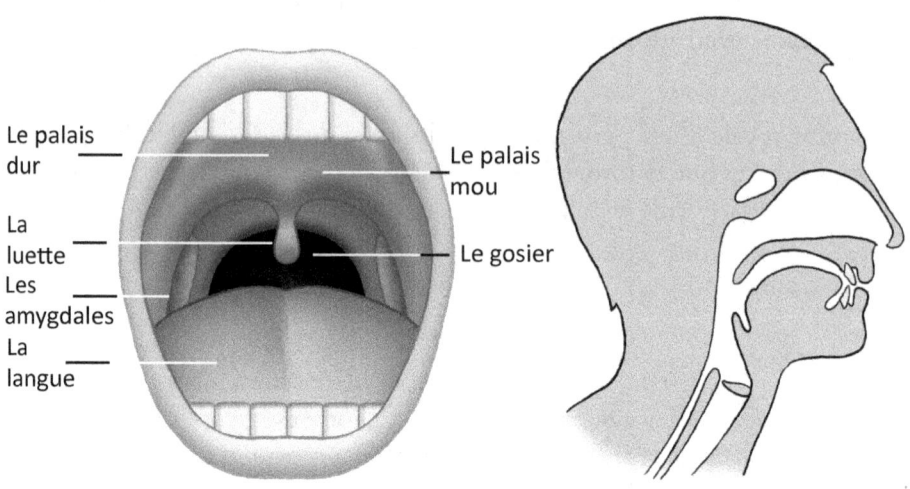

Fig. 6 La bouche   Fig. 7 Espaces de résonance

Lorsque nous entrons dans une église, nous remarquons que des sons et des tons sont amplifiés : certains sont plus apparents, d'autres semblent presque avalés par l'espace. Il y a, par exemple, des églises qui amplifient la parole, alors que d'autres amplifient le chant; cela dépend de sa taille, de sa forme et de sa conception, ainsi que des matériaux dont elle est faite. Il y a une énorme différence entre les églises en bois, en pierre et en verre. Si nous remplissons l'espace de meubles, de tapis ou de personnes, cela influence également les sons qui y sont créés. En modifiant l'espace, nous influençons sa capacité à vibrer et à entrer en résonance avec les sons. Nous pouvons dire que la manière dont nous modifions l'espace détermine les types de tons qui y seront amplifiés.

Lorsque nous parlons d'espaces de résonance dans le corps, nous pouvons les voir en termes d'espace intérieur. Nous naissons avec une « construction » que nous ne pouvons pas modifier, par exemple de longues jambes, de larges épaules, un nez court, de petits pieds, etc. Mais au niveau de la voix, il y a des espaces que nous pouvons changer considérablement. La cavité buccale est celle que nous pouvons modifier le plus. En nous aidant par la position de la langue, des lèvres, des joues et du voile du palais (palais mou), nous pouvons produire le son souhaité. Le palais mou est comme une voile entre la voûte du palais (palais dur) et la luette. Remarquez comment l'espace de votre bouche change de forme quand vous bâillez, et comment le voile du palais se relève et s'abaisse pendant l'inspiration et l'expiration. Regardez-vous dans le miroir et ouvrez grand la bouche. Vous verrez clairement le voile du palais, avec la luette suspendue au milieu. Essayez de soulever et d'abaisser le voile du palais, comme si vous étiez en train de bâiller. Vous pouvez aussi renifler en inspirant ou en expirant : vous sentirez alors une vibration du voile. Cela peut aider à le relaxer s'il est tendu.

Les sinus sont un des principaux espaces où nous sentons notre voix résonner, aussi bien ceux qui se trouvent de part et d'autre du nez que ceux qui se trouvent au-dessus des sourcils.

Voix et type corporel

De manière générale, on s'attend à trouver une relation directe entre le type de voix et le type de corps, c'est-à-dire une voix plus forte dans un grand corps et une voix plus faible dans un petit corps. Si nous voyons un éléphant, nous imaginons automatiquement un son plus fort et grossier que si nous voyons un colibri. Pour la voix humaine, les choses ne sont pas si simples. Tout d'abord, ce sont la taille et l'épaisseur des cordes vocales qui déterminent le type de voix; mais la forme de la tête, les espaces de résonance et la manière dont nous les utilisons contribuent aussi au volume et aux qualités uniques de la voix. Une personne ayant un petit corps, des cordes vocales puissantes et d'excellents espaces de résonance a parfois une voix qui se projette beaucoup plus loin qu'une personne ayant un grand corps et des cordes vocales faibles. Nous pouvons exercer notre voix et nos cordes vocales, et apprendre à utiliser nos espaces de résonance de manière à les modifier et à les ajuster souplement à nos besoins.

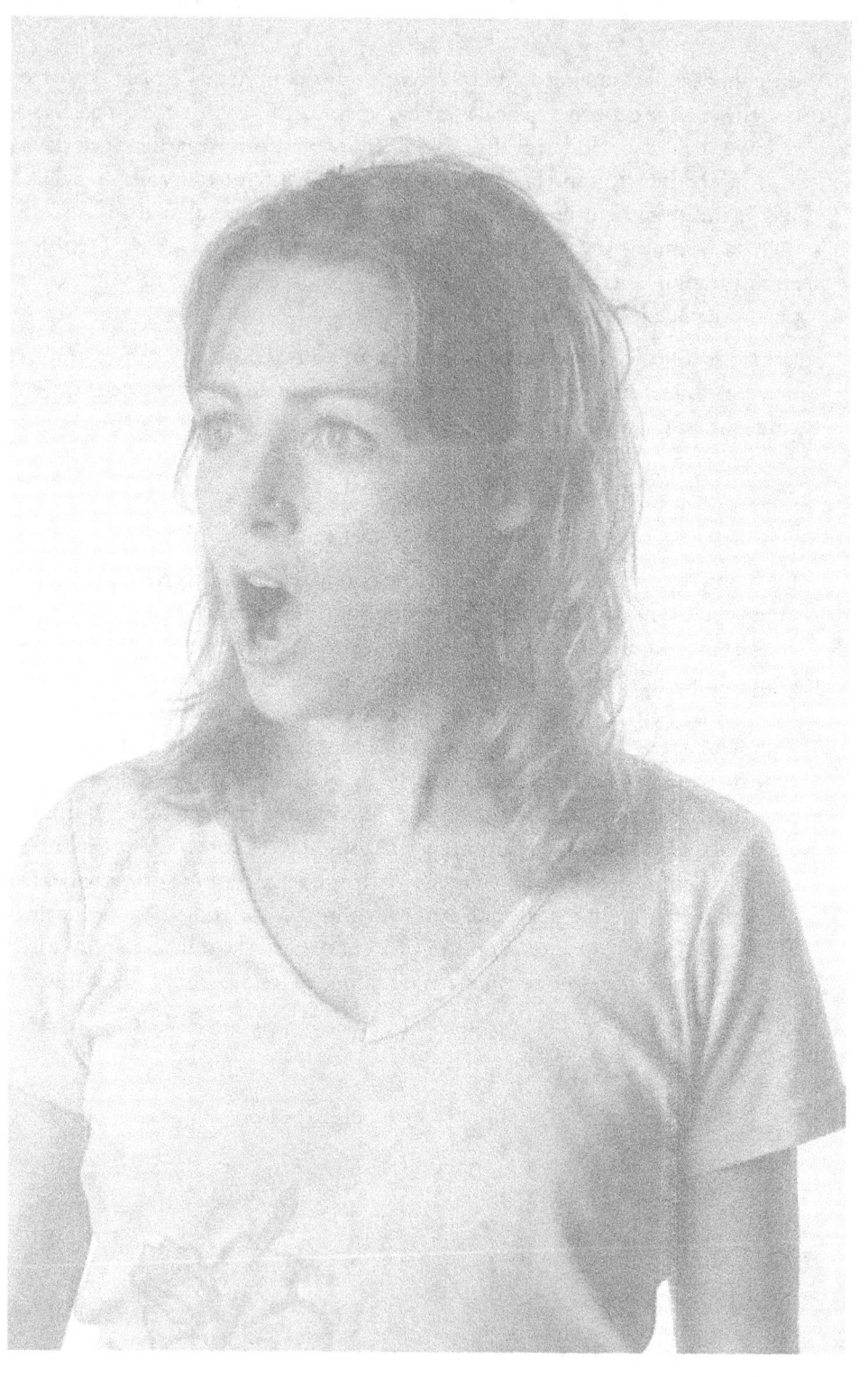

CHAPITRE 2

Voix et personnalité

La voix recèle tout

« La conversation téléphonique m'avait profondément troublée. J'entendais dans sa voix que quelque chose n'allait pas du tout : il avait l'air triste et tendu. En même temps il me disait qu'il se sentait bien et qu'il était ravi de son nouveau travail. J'avais le sentiment de pouvoir me fier plus à sa voix qu'à ce que disaient ses mots ».

Votre voix dépeint toujours une image de votre état actuel, ici et maintenant. Elle reflète votre humeur et votre état d'esprit, votre manière de réagir aux influences internes et externes. Si vous êtes déprimé et malheureux, comme dans l'exemple ci-dessus, cela s'entend dans votre voix, de même que si vous êtes fâché et irrité. Dans d'autres situations, vous remarquerez peut-être que votre voix change ; elle peut par exemple s'amoindrir ou disparaître complètement, comme dans cet exemple où une femme rencontre une collègue très imposante : « Tout d'un coup, j'entendis ma voix : face à ma collègue, je disparaissais presque, et ma voix aussi. Je devenais petite et implorante, et les mots avaient de la peine à sortir ». La situation évoque pour cette femme son rapport avec sa mère autoritaire. Elle régresse, se sent minuscule et opprimée, exactement comme dans sa petite enfance.

Ou encore, imaginons qu'il était interdit d'exprimer sa colère dans la famille où vous avez grandi. Dans ce cas, étant donné que la colère est une émotion de base qui doit être manifestée pour s'exprimer complètement, il est difficile de savoir comment gérer la colère en soi-même ou au-dehors, et cela s'entend dans la voix. La colère non exprimée est toujours audible, de même que toutes les émotions de base. Pour nous sentir comme des êtres humains entiers et intacts, nous devons pouvoir nous exprimer à travers le son. Qu'est-ce que l'affliction sans les larmes ? La colère sans les cris ? La joie sans les éclats de rire ?

Lorsque nous commençons à laisser sortir le son - parfois après des années d'inutilisation - il arrive que nous soyons très surpris par des résultats.

Une femme fait le récit suivant : « Quand je travaille avec ma voix, je suis parfois surprise de la quantité et de la puissance du son que j'ai en moi. J'ai l'impression de mesurer deux mètres et d'être sur le toit du monde ».

Votre voix peut vous libérer de tant d'obstacles que cela vous donne un regain d'énergie, vous donne l'impression d'être plus grand et plus expansif.

Même des conditions chroniques, des maniérismes, des habitudes et des tendances acquises dans la voix au cours du temps peuvent être des manifestations d'épisodes non résolus de votre vie; comme vous ne les avez pas réglés ou clos d'une manière ou d'une autre, vous les portez en vous de façon audible. Cela peut s'exprimer sous forme de tensions se manifestant, par exemple, en un « sanglot » ou un « pleur » chronique dans la voix, ou même en la sensation de devoir s'éclaircir la voix. Ce qui doit réellement être *éclairci* provient toujours d'une histoire et surgit dans des situations qui ressemblent aux sensations ressenties dans le passé.

Vous pouvez travailler à beaucoup de niveaux avec la voix, en fonction de la profondeur à laquelle vous souhaitez mener votre exploration et du point où vous en êtes dans votre vie. La voix dissimule ses propres « mélodies » comme s'il s'agissait d'un vieux tourne-disque. Chaque disque contient une mélodie : l'expression d'un problème, d'un thème ou d'un sentiment relatif à votre vie. Les mélodies contenues dans ces disques peuvent être écoutées l'une après l'autre, selon le stade de votre vie et sur quoi vous voulez travailler.

De cette manière, votre voix est autant un portrait de vous-même ici et maintenant, jouant la mélodie du moment, qu'un plancher de résonance offrant d'autres dimensions de votre histoire et de vos racines.

Des traumatismes psychologiques ou émotionnels plus graves liés à des crises ou à des chocs peuvent provoquer des pertes de la voix, un bégaiement ou des nodules, menant ainsi à une perte du sentiment d'identité.

Les nombreuses couches de la voix

Quand vous rencontrez une personne, vous entendez souvent plusieurs niveaux dans la voix. Le niveau spontané qui montre la situation actuelle, et un autre niveau plus profond qui peut être révélé par un auditeur expérimenté, et qui raconte quelque chose à propos du passé et de l'histoire de la personne en question. Nous prendrons l'exemple d'un homme, qui a perdu

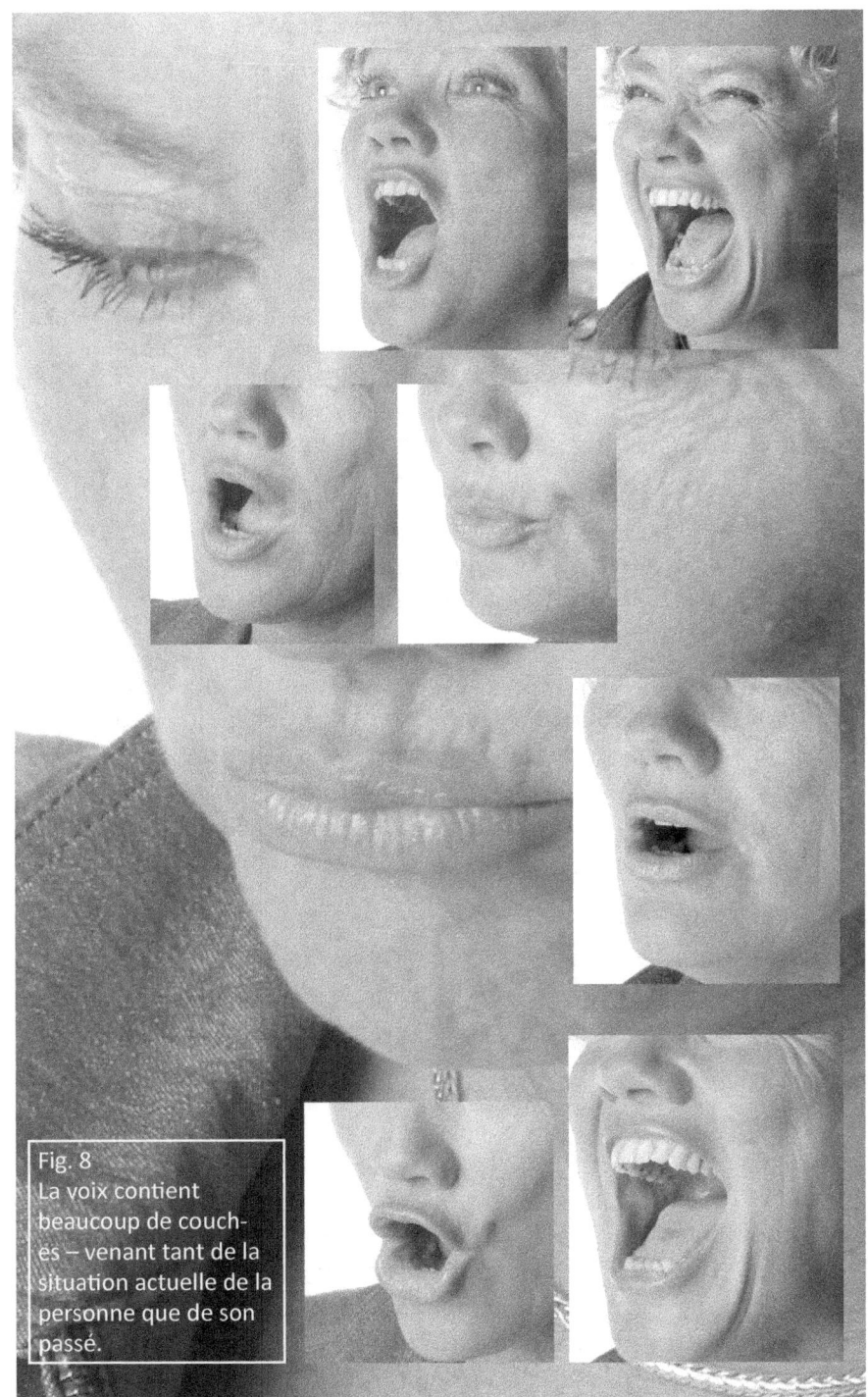

Fig. 8
La voix contient beaucoup de couch-es – venant tant de la situation actuelle de la personne que de son passé.

sa mère à un stade tôt dans sa vie. Au premier abord, sa voix semble un peu sèche et courte, et il a une mise de voix descendante caractérisée. En travaillant avec la voix, d'autres couches deviennent visibles, comme agrandis par une loupe. Une tristesse et une colère non exprimées, qui s'entend par une énergie retenue, tant par une tension à la racine de la langue que par une voix beaucoup trop basse.

Tout est fait de son

Au commencement était le son. Dans l'histoire de la création, au premier chapitre de l'Évangile selon Jean, il est dit : « Au commencement était le verbe. Et le Verbe était en Dieu, et le Verbe était Dieu ». Les mots et le langage sont des collections de sons auxquels nous attribuons un certain sens afin de pouvoir nous comprendre les uns les autres. Le mot « univers » (*uni versum*) signifie « un mot ». Nous pouvons imaginer que l'univers entier est constitué purement et simplement de vibrations sonores, c'est-à-dire que tout est fait de son.

Les cultures non-occidentales savent depuis des millénaires que le son peut être utilisé comme outil pour soigner ou modifier le niveau de conscience. Le son - la voix - est souvent utilisé comme moyen pour atteindre l'extase et la purification rituelle et religieuse, notamment dans le Nada-yoga (le yoga du son) en Inde. Selon ce système, chaque fréquence sonore correspond à un des chakras du corps.

La musique rituelle chamanique, telle que les chants et danses sacrés des Soufis ou les chants polyphoniques du Tibet, se servent également du son et du pouvoir de la voix comme d'un outil pour atteindre un état de conscience supérieure.

Hans Jenny, médecin et chercheur suisse, a réalisé un travail de pionnier traitant de l'influence que le son peut avoir sur les objets matériels. Dans ses expériences, il envoyait des ondes sonores à travers des matières telles que l'eau, le lait et le sable. Différentes fréquences provoquent la manifestation de différentes formes dues à la vibration de la matière, et Jenny a documenté ces formes avec des photographies. Il s'est avéré que les formes provoquées par les vibrations sont aussi visibles au niveau moléculaire. Jenny pensait que pour bien comprendre comment soigner le corps à l'aide du son, il faut comprendre comment différentes fréquences sonores influencent les gènes, les cellules et les différentes structures du corps.

Le son peut créer l'harmonie ou le chaos

Le son peut créer l'harmonie ou le chaos. Il peut pénétrer dans le monde physique. Ce thème est abordé dans la Bible, lorsque les murs de Jéricho tombent au son des trompettes; on le retrouve chez les grandes chanteuses d'opéra dont le do aigu peut faire éclater des verres et des miroirs.

Ces deux exemples montrent comment le son peut influencer les objets matériels si nous trouvons la fréquence capable de fendre des murs ou de briser des miroirs. Si cela est faisable, il est intéressant de se demander si nous pouvons aussi réparer des murs et des miroirs à l'aide du son ! Quoi qu'il en soit, il est clair que nous sommes confrontés à la manipulation positive et négative du son dans notre vie quotidienne.

Nous réagissons parfois de manière tellement violente à des sons forts ou puissants que nous en sommes affectés physiquement, à travers des maux de tête ou d'autres malaises. Cela peut venir de sons mécaniques irritants à notre lieu de travail ou du rythme fracassant de la musique rock écoutée pendant des heures par un adolescent.

Nous utilisons notre voix consciemment ou inconsciemment dans notre vie quotidienne, et nous y réagissons. Pour consoler un enfant qui est tombé et s'est fait mal, une mère utilise sa voix de manière intuitive : elle adopte un registre plus bas, parle plus calmement et doucement, comme si elle caressait l'enfant vocalement, et l'enfant se calme. Le pouvoir du son et de la voix peut pénétrer les filtres de l'intellect et de l'esprit, et atteindre de profonds réservoirs d'émotion, provoquant ainsi une réaction physique. Par exemple, les vibrations sonores d'une grande ville peuvent provoquer directement de la douleur, de la fatigue et des nausées. Mais si l'on rentre chez soi et que l'on écoute un CD de nos chansons préférées, le malaise physique peut se transformer en moments de félicité et de bien-être. Le son du chant a ainsi ramené harmonie et équilibre.

La vie commence et finit avec le son

De même que la première respiration, le premier son - le cri - annonce l'entrée d'un être humain dans ce monde ; on dit en outre que la dernière chose qui abandonne un mourant est son ouïe. La respiration est signe de vie. Pendant les premiers mois de la vie, l'enfant est en contact constant avec sa voix, et son propre son. La voix est l'instrument le plus important pour communiquer les besoins les plus élémentaires : la tendresse, l'amour, le contact et la nourriture. La voix est le moyen de communication fondamental de l'enfant, et plus ou moins le seul instrument dont il dispose initialement pour exprimer son plaisir ou son inconfort.

Plus tard dans son développement, l'enfant se met à expérimenter constamment avec sa voix et avec son corps en imitant son entourage, en particulier sa mère et son père. Pendant cette phase, l'enfant joue, explore, apprend et fait des expériences avec sa voix et son corps ; il commence ainsi à s'identifier. On dirait que tous les mouvements ont un son et que tous les sons sont en mouvement. À cet âge-là, avant l'arrivée du langage, il est rare de voir un enfant bouger sans émettre un son. Si l'enfant émet des sons, tout va bien ; par contre, si une mère n'entend plus son enfant, elle réagit immédiatement ! La voix et le corps constituent un tout très élégant. L'un ne peut pas exister sans l'autre.

La voix cachée dans un écrin

L'enfant est un élément parfait au niveau du son et du corps ; il n'est pas encore touché par le langage.

C'est lorsqu'un enfant acquiert le langage que commence la division entre tête et corps, c'est-à-dire entre intellect et émotion. L'enfant apprend à communiquer avec des mots et n'a plus besoin de s'exprimer autant par le biais du langage corporel et de la voix. Il commence par apprendre à parler et à marcher, après quoi il apprend à s'asseoir et à se taire.

Lorsque l'enfant grandit, il risque de plus en plus d'oublier son corps, ses émotions et l'expression de sa voix, surtout s'il ne les exerce pas constamment. Les parents, les enseignants et les autres personnes influentes enseignent à l'enfant à abandonner sa voix, à ne pas écouter ses perceptions et ses émotions intérieures et à adopter un comportement social plus tourné vers l'extérieur.

J'entends par là que la vie intérieure n'est pas prise aussi au sérieux que la vie extérieure. Notre société considère comme beaucoup plus important d'enseigner à l'enfant à accomplir ses tâches quotidiennes, c'est-à-dire à se conformer aux limites et à la structure, à obéir aux instructions collectives, à coopérer avec autrui et à apprendre à lire, à épeler, à écrire et à compter. Et bien que toutes ces choses soient importantes et utiles, elles ont souvent un prix : l'amputation de la voix et des sentiments, ou un manque de contact avec le moi profond. À l'âge adulte, il est parfois nécessaire de prendre du temps et de dépenser de l'énergie pour reprendre contact avec cette partie égarée. Nous disons que quelqu'un « a perdu le sens » pour illustrer combien nous pouvons manquer de repères si nous ne restons pas en contact avec nos perceptions intérieures et extérieures.

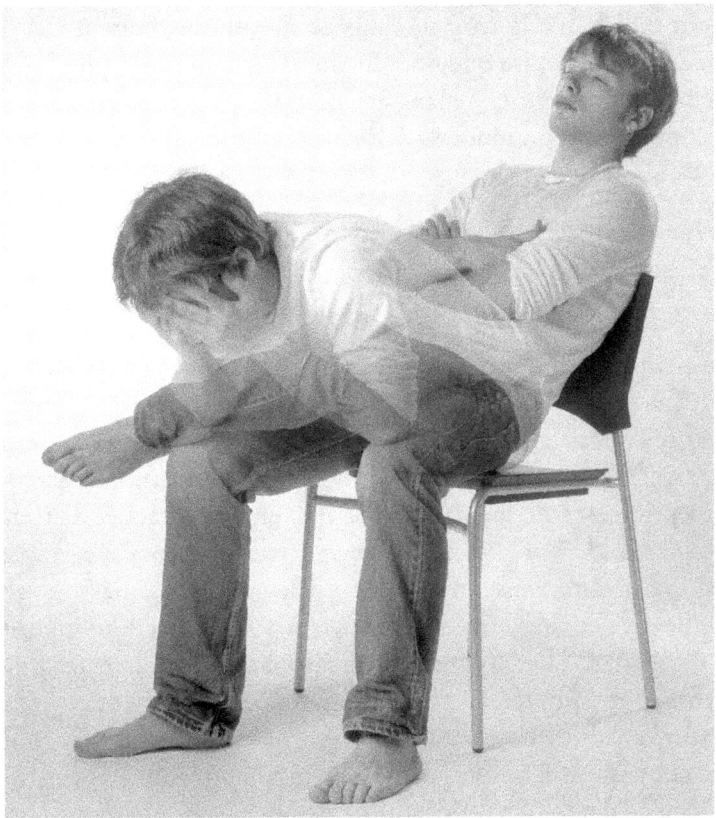

Fig. 9. L'intérieur n'est pas toujours en harmonie avec l'extérieur.

De nombreux adultes découragent les enfants à s'exprimer librement à travers le son, et ont un niveau de tolérance relativement bas. Cela est peut-être lié à notre difficulté à tolérer les sons d'autrui (des enfants en particulier), parce qu'ils nous rappellent tous les sons que nous avons été obligés de taire en nous, et que nous ne pouvons pas supporter d'affronter. Nous imposons des limites et des règles concernant ce que l'enfant peut et ne peut pas faire. Par exemple, nous enseignons aux enfants à ne pas hurler ou crier « crétin » ou « connard » quand ils doivent se défouler; nous leur enseignons plutôt à se contrôler et à être impolis de manière plus cachée et indirecte.

Nous avons acquis le langage afin de mieux nous comprendre les uns les autres. Mais même si nous nous comprenons à un certain niveau, il est en même temps possible que nous nous comprenions mal à d'autres niveaux. Autrement dit : le fait d'avoir un langage signifie aussi que nous sommes à sa merci. Cela veut dire que nous avons acquis un outil qui obscurcit et déforme la réalité. À travers le langage, nous sommes souvent privés de nos premières perceptions du monde et de notre propre réalité.

Un être humain peut communiquer dans plusieurs langages et à plusieurs niveaux; il est ainsi capable d'envoyer des messages contradictoires.

Nous pouvons donc dire une chose avec les mots (langage verbal), et autre chose - qui va au-delà des mots - à travers le langage corporel et l'intonation (langage non-verbal). Il est important de savoir que les enfants réagissent spontanément à ce qui est dit par le biais de l'intonation et du langage corporel. Leur perception est très fine, car elle n'est pas encore entachée d'attentes, de restrictions ou d'idées préconçues. Les enfants remarquent par exemple en un instant s'il y a une mauvaise ambiance entre leurs parents, même si cela n'est pas exprimé par des mots, mais uniquement à des niveaux non-linguistiques. Cela se révèle dans la gamme vocale, l'intonation et le langage du corps. Les enfants sont complètement ouverts au moment présent et perçoivent simplement la réalité directe et évidente que nous, adultes, avons oubliée ou que nous choisissons d'ignorer parce qu'elle ne nous convient pas. Comme le dit le vieil adage : « La vérité sort de la bouche des enfants ». La vérité n'est donc pas limitée par le langage, mais est à notre disposition si nous osons nous y ouvrir et utiliser nos sens.

L'essentiel, dans notre développement, consiste à réapprendre à sentir avec l'attention claire d'un enfant afin d'atteindre la cohérence entre ce que nous disons et ce que nous sommes. L'objectif doit être que notre expression verbale et non-verbale ne se contredisent plus, mais soient unifiées, afin que notre message d'être humain puisse être entendu de la manière la plus claire et la plus authentique possible.

La voix est votre carte de visite

Il n'existe pas deux voix identiques. La voix est comme une empreinte digitale : votre caractéristique principale, votre carte de visite. Il existe une multitude de types de voix, aussi bien dans la parole que dans le chant. C'est par votre voix que l'on vous connaîtra. Laissez-moi écouter votre voix et je vous dirai qui vous êtes. Votre voix est en même temps un trait unique en son genre et quelque chose qui change constamment. Nous l'utilisons différemment selon notre humeur et notre état d'esprit, et selon que nous parlons à notre partenaire, à notre enfant, à notre patron ou à notre mère.

Une analyse de la voix et de ce qu'elle peut nous révéler sur une personne ne peut donc être qu'un aperçu, jamais un jugement définitif. Nous nous transformons pendant toute notre vie et nous avons de nombreuses facettes qui correspondent à différentes périodes de notre existence. Il existe toutefois des qualités ou des traits constants qui nous caractérisent plus que d'autres. Ils sont très clairs quand un de nos proches nous caricature ou nous rend d'une manière ou d'une autre conscient des sons que nous produisons.

Nous pouvons apprendre beaucoup de choses en écoutant les voix dans notre vie quotidienne. Plus nous écoutons, plus nous saurons de choses sur la personne en question et sur sa manière de vivre la vie. Au fur et à mesure que nous apprenons à écouter les voix, nous remarquons les différentes manières de les utiliser et combien elles sont révélatrices. Comme je l'ai dit plus haut, il n'existe pas deux voix identiques, ni deux voix utilisées de la même manière. La voix est un instrument unique et précieux à travers lequel nous nous révélons et nous exprimons à notre entourage. La voix indique précisément où nous en sommes à ce moment-là. Nous pouvons commencer à profiter de la possibilité d'écouter la voix derrière les mots et, surtout, faire confiance à l'expérience immédiate de ce que nous entendons en utilisant notre intuition. Lorsque nous révélons notre voix, nous donnons notre carte de visite, comme par exemple dans les situations où le son d'une voix perdure dans notre conscience alors que la personne n'est plus là.

Il ne s'agit pas d'utiliser notre voix de manière correcte ou incorrecte, c'est-à-dire en respectant des règles, mais plutôt de voir ce que nous faisons et comment nous le faisons. Certaines personnes peuvent parler pendant des heures et époustoufler leurs auditeurs, alors que d'autres parlent sans arrêt et ennuient à mort ceux qui les écoutent. Certaines parlent avec un dynamisme intérieur, ou avec une grande douceur, d'autres ont un ton monotone ou une mélodie dans la voix. Toutes ont une influence différente sur nous. Chaque personne a ses manières propres et absolument uniques d'utiliser sa voix, et la question n'est pas de savoir ce qui est mieux ou moins bien. Nous avons tou nos raisons d'utiliser notre voix comme nous le faisons. Si nous devenons conscients de ce que nous faisons et de la façon dont nous le faisons, nous pouvons décider de le modifier. Quand une voix est à l'aise avec elle-même et intrigante à écouter, il est superflu de la juger comme juste ou fausse, bonne ou mauvaise.

Dans notre société, nous avons tendance à nous juger et à nous étiqueter les uns les autres. Nous nous jugeons en fonction de notre aspect, de notre profession, des richesses telles qu'une maison, une voiture, un bateau et d'autres symboles du statut social, en fonction de l'épouse ou du mari, de son aspect, en fonction des amis et des connaissances, etc. Avec tous ces vides à remplir, nous oublions souvent de vivre dans le présent. Il est important de savoir nous confronter sans préjugés et d'écouter simplement les voix. De cette manière, les jugements perdent leur importance et laissent la place à l'expérience.

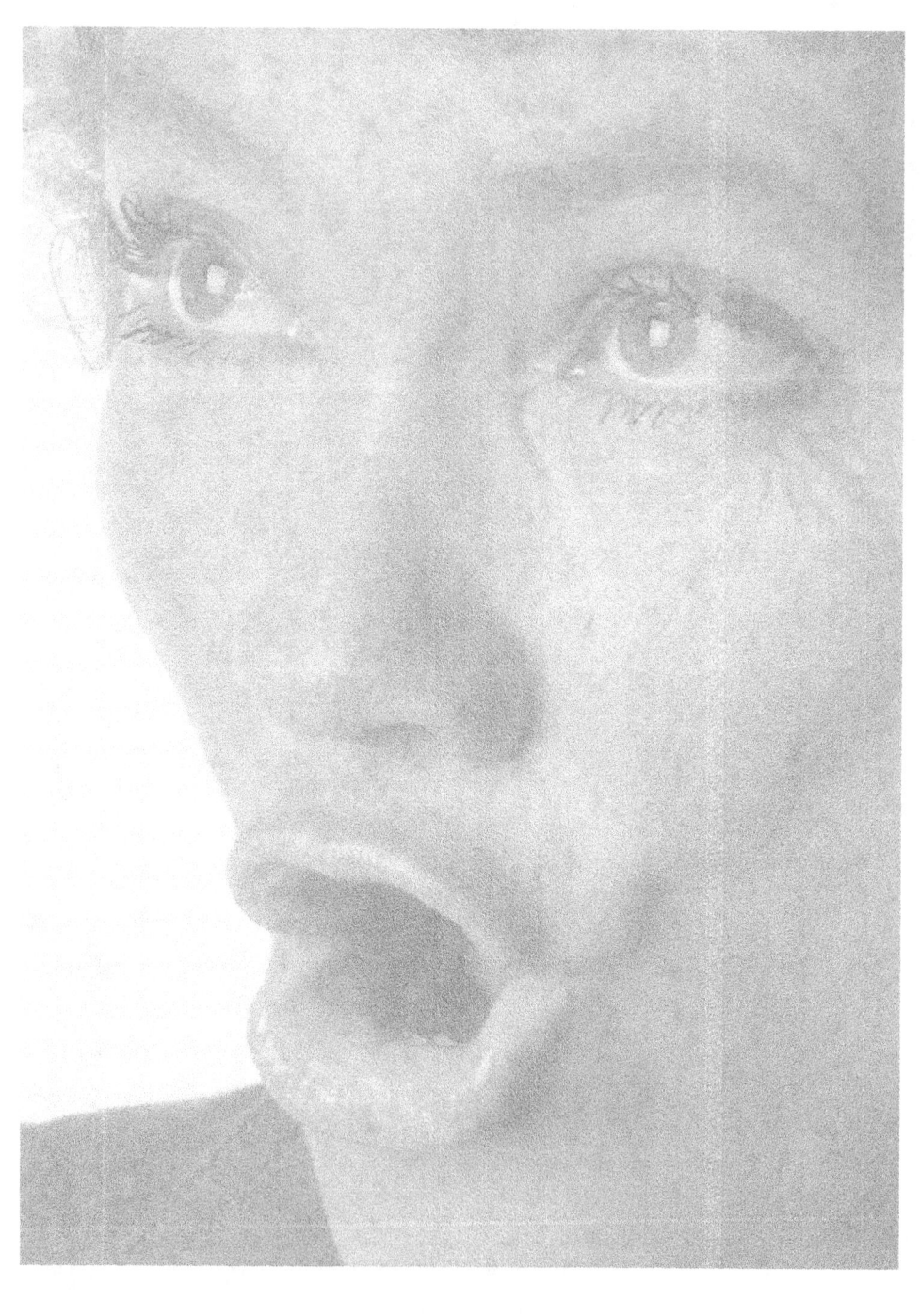

CHAPITRE 3

LES MATIÈRES PREMIÈRES DE LA VOIX

Le tableau ci-dessous contient quelques-unes des principales composantes de la voix, que j'appelle ses *matières premières*. Chacun d'elle correspond à une caractéristique psychologique. J'espère avant tout démontrer qu'il existe un lien entre la façon dont nous utilisons notre voix et la manière dont nous vivons notre vie. Par exemple, si nous avons un problème au niveau de la force ou du volume de notre voix, cela est peut-être lié à notre capacité d'avoir un impact en général. Notre voix a-t-elle perdu de sa force parce que nous ne parvenons pas à être influents dans notre vie ? Ou le contraire ? C'est la question de l'œuf et de la poule. Il est donc important de considérer la voix comme faisant partie d'un ensemble plus vaste, et non comme quelque chose d'isolé, ni comme un élément avec lequel nous naissons et que nous ne pouvons pas changer. Quand nous réussissons à transformer notre voix, notre vie se transforme de manière correspondante.

Les matières premières de la voix	Ce qu'elles révèlent sur notre comportement
Respiration	Capacité à donner et à recevoir
Son, résonance	Nature, essence, identité
Force	Ressources et capacité à avoir un impact
Équilibre	Équilibre entre les opposés (registre haut/bas, fort/doux)
Zone de confort	Partie de l'extension utilisée naturellement pour parler ou chanter
Ligne vocale	Direction, élan, moteur

Respiration

La respiration est un processus essentiel et vital à travers lequel nous donnons et prenons, en un échange constant entre l'extérieur et l'intérieur. Ce rythme de la respiration, vers l'intérieur et l'extérieur, est une pulsation fondamentale qui reflète nos modèles de repos et de mouvement. Pour travailler avec la voix, une respiration saine et fonctionnelle est fondamentale. Ceci dit, il est important de savoir que nous améliorons et régularisons la respiration au cours de tout travail vocal, par exemple quand nous chantons. Pour être naturelle, la respiration doit être équilibrée : l'inspiration et l'expiration doivent s'enchaîner sans effort et avoir la même durée. Si nous sommes exposés à une pression physique, par exemple quand nous nous trouvons dans une pièce enfumée manquant d'oxygène, nous devenons faibles et léthargiques et glissons vers un déséquilibre. Si nous subissons une pression psychologique - due par exemple au stress - notre respiration devient agitée, superficielle et irrégulière. Si nous sommes pris par la surprise, par exemple quand nous subissons un petit choc, nous retenons notre respiration pendant un moment et notre cœur commence à battre la chamade. Autrement dit, si notre respiration est troublée, c'est notre être tout entier qui se déséquilibre. Il existe plusieurs techniques de thérapie respiratoire pouvant avoir des effets bénéfiques ou salutaires sur la respiration. Par exemple, lors d'une forte décharge émotionnelle, la respiration peut aider l'individu à « revenir à lui » par le biais d'inspirations et d'expirations profondes et calmes.

La respiration peut être divisée en quatre phases : inspiration; pause; expiration; pause. La manière dont nous utilisons ces quatre phases dans notre respiration peut dévoiler des choses sur notre vie. L'inspiration révèle des choses sur notre capacité de recevoir, l'expiration sur notre capacité de lâcher prise. À chaque instant de notre vie, nous recevons des pensées, des sentiments et des actions du monde extérieur, et en même temps, nous libérons des pensées, des sentiments et des actions de notre propre être. L'équilibre entre l'inspiration et l'expiration révèle quelque chose sur la relation entre le recevoir et le lâcher prise. Avez-vous par exemple de la difficulté à recevoir des cadeaux, des compliments et de la reconnaissance, et plus de facilité à vous sacrifier pour les autres en vous occupant d'eux et en faisant des choses pour eux ? Cela semblera familier à beaucoup de gens, car dans notre éducation, on nous fait croire à tort qu'il ne faut pas thésauriser trop de bien pour nous-mêmes et qu'il soit vertueux de se sacrifier pour les autres. Votre respiration indique combien ces notions vous appartiennent. Le contraire est aussi possible : une inspiration trop longue et une expiration trop courte. Cela pourrait vouloir dire que vous prenez trop d'énergie du dehors. Vous ne parvenez peut-être pas à rejeter ou à filtrer les normes, les exigences ou les opinions d'autrui. Autrement dit : vous ne rejetez pas ce qui ne vous appartient pas et ne vous est pas utile. Votre respiration indique votre rapport avec l'idée du donner et du recevoir éternel.

Nous devons aussi prêter attention aux deux pauses, fondamentales, car c'est souvent là que nous empêchons notre énergie de circuler librement : nous retenons soit l'expiration (et ne nous débarrassons donc pas de l'air), soit l'inspiration (et ne prenons donc pas assez d'air). C'est ainsi que beaucoup de gens développent une tension spastique qui les empêche de libérer l'expiration. Il peut aussi y avoir absence totale des deux pauses, de sorte que les respirations sont précipitées et que la personne ne bénéficie ni de l'inspiration, ni de l'expiration. Il existe une quantité innombrable de variations dans notre manière de respirer et cela est passionnant, quand nous commençons à les comprendre, de voir la corrélation entre respiration et mode de vie, et de les modifier l'une et l'autre.

Exemple :

Cette jeune femme utilise beaucoup d'énergie dans son expiration, mais ne prend pas assez d'air quand elle inspire, ce qui l'amène à un déséquilibre et à un essoufflement fréquent. Sa manière de respirer est exactement comme celle d'un enfant qui raconte une histoire avec une excitation telle qu'il oublie complètement de reprendre son souffle.

Cette femme raconte que, dans sa vie, elle a tendance à donner sans retenue et à se pousser à bout, mais qu'elle a de la difficulté à recevoir, à écouter et à s'octroyer à elle-même le temps et l'espace dont elle a réellement besoin.

Son

Qu'est-ce exactement que le son ? Nous connaissons ce mot dans le contexte musical, quand nous disons qu'une musique « sonne » bien. Le mot « son » a des connotations positives, nous fait penser à quelque chose d'ancré, de solide.

En musique, nous décrivons souvent le son comme quelque chose qui a une «

couleur » ou une qualité tonale chaude ou froide. Les mêmes termes peuvent s'utiliser pour la voix. Dans l'idéal, un son sain ressemble à une cloche, brillante et résonnante. Nous pouvons continuer à décrire le son en fonction de ses principales qualités tonales. La manière dont nous percevons la qualité tonale d'une personne est très personnelle, mais il y a des caractéristiques générales sur lesquelles tout le monde est d'accord. La qualité tonale d'une voix est déterminée, entre autres, par la forme de la cavité buccale, la taille de la langue, la manière dont les espaces de résonance sont utilisés et les inhibitions constituant un frein. Tous ces facteurs contribuent à la qualité tonale et au son unique de chacun. Le son de la voix peut révéler quelque chose sur la nature profonde, sur l'essence. En ce sens, le son n'a rien à voir avec le volume de la voix, ni avec la puissance vocale; il est lié à la qualité plutôt qu'à la quantité. Le son est-il chaud ou froid, saturé ou poreux, dur ou doux, rond ou plat, ouvert ou fermé ? C'est aussi simple que cela : nous portons en nous-mêmes des traits liés à ces éléments. Par exemple, une femme dont la voix a un son chaud est souvent une personne chaleureuse. Pour avoir un son sain et authentique, il faut tout d'abord débarrasser la voix de ses mauvaises habitudes et de ses inhibitions.

Nous devons parfois travailler dur pour nous défaire d'un excès de technique acquise. Les personnes qui ont formé leur voix pour travailler dans un certain genre musical trouvent souvent énorme le travail de « désapprentissage ».

Elles ont parfois acquis un ton rauque et aéré approprié au jazz, ou ont chanté avec un son pincé et comprimé idéal pour certains types de rock. Ce son est peut-être même devenu une sorte d'identité : mais le son authentique, pur, non feint est souvent égaré et de nombreuses couches doivent être éliminées pour le retrouver. La qualité tonale authentique d'origine ne peut pas être acquise par le biais d'une technique, d'un rôle ou d'un style; c'est en fait en nous retrouvant nous-mêmes que nous la renforçons.

Exemple :

Un homme d'âge moyen a un son de voix fermé et pincé. Nous pouvons percevoir des tensions à la racine de sa langue, donnant l'impression qu'il l'a avalée ou que sa voix est enveloppée dans une couverture. Le son de sa voix n'est en fait pas complètement perceptible, car il est entravé par un obstacle. Il lui faudra abattre ces barrières afin que sa voix puisse résonner librement.

Il explique qu'il a de la difficulté à renoncer au contrôle et à exprimer l'affliction et la douleur. Les tensions à la racine de la langue sont souvent des expressions de contrôle et peuvent bloquer la vibration libre d'un son.

Force

Dans certaines sociétés et familles, il y a un tel tabou autour de l'utilisation du plein volume de la voix que les personnes ont petit à petit oublié comment crier. Toute voix saine peut crier - c'est en fait la première chose que nous faisons tous en venant à la vie mais, malgré cela, très peu d'adultes ont un cri intact. Il semble que la plupart des personnes associent le cri à la peur plutôt qu'à la joie. Mais le fait de crier peut servir à exprimer tout aussi bien l'un que l'autre. Il est merveilleux de savoir que, dès le moment où nous décidons de libérer notre énergie plutôt que de la contenir, elle devient automatiquement positive. Nous pouvons alors accéder à notre force plutôt que nous y opposer. Les pensées catastrophiques nous empêchent souvent d'avoir accès à notre force, car nous la percevons comme une sorte de démon qui émerge de nous.

Une légende dit que le mal est présent uniquement dans ce qui n'est pas révélé. Il est bon de penser que, dès le moment où nous libérons notre énergie, l'obscurité disparaît. Bon nombre d'entre nous ont beaucoup plus de force qu'ils ne le pensent, mais ne veulent pas forcément l'utiliser. Nous pouvons employer notre force de deux manières et toute énergie peut en fait aller dans deux directions : vers l'extérieur ou vers l'intérieur. Soit nous l'utilisons vers l'extérieur, soit elle se retourne contre nous, c'est-à-dire vers l'intérieur, et risque de devenir destructrice. Notre force, en particulier quand elle se manifeste sous la forme de la colère, est une énergie qui peut nous saisir complètement et provoquer des maladies si nous la réprimons constamment. Il vaut mieux lui donner libre cours afin de la laisser s'exprimer dans sa véritable puissance créative.

La force de notre voix se situe dans le volume. De quel volume votre voix dispose-t-elle ? Quel est le volume d'un cri ou d'un chant quand vous y mettez toute votre force ?

La puissance et la force de la voix se trouvent toujours dans le corps; plus vous êtes en contact avec lui, plus vous aurez de force.

Pensez à une situation où vous devez vraiment crier ou hurler alors que vous êtes confortablement adossé contre le dossier d'un fauteuil. Il est fort probable que vous vous redresserez, pour le moins, et vous pencherez vers l'avant; il est encore plus probable que vous vous mettrez debout pour accéder à toute votre force.

Lorsque nous augmentons notre volume, nous utilisons avant tout le diaphragme - les muscles abdominaux - et les muscles dorsaux.

À quoi ressemble votre voix quand vous avez recours à toute votre force ? Est-elle un peu rauque parce que vous avez mal fait usage de votre puissance ? Cela veut simplement dire que vous ne l'utilisez pas assez souvent; vous n'avez tout simplement pas appris ou avez oublié comment y avoir recours sans la maltraiter. Imaginez que vous êtes debout dans une salle de conférence et que les personnes doivent vous entendre jusqu'au fond de la salle. Respirez bien, profondément, et utilisez votre corps; ne restez pas immobile à un seul endroit. Faites en sorte de mettre tous les jours en pratique la puissance de votre voix. Nous disposons de cette force, mais elle ne nous sert à rien tant que nous ne l'employons pas.

Exemple :

Cette femme a un sentiment d'impuissance. Elle utilise sa puissance pour se nuire, c'est-à-dire qu'elle la retourne contre elle-même. Cela s'entend dans sa voix, qui est grinçante, éplorée et habitée de sanglots. Elle dévalorise sa force, la transformant en mélancolie. Le type « Pauvre de moi » est en fait un « dur à cuire » : une personne pleine de puissance qui a fait basculer sa force, manipulant ainsi son entourage.

Équilibre

Quand nous parlons d'équilibre, nous nous référons presque toujours à deux extrêmes, deux opposés. À propos de la voix, il peut s'agir de l'équilibre entre les registres haut et bas, ou entre les notes fortes ou douces. Une voix parfaitement équilibrée peut produire un son régulier et libre d'un registre à l'autre, et passer facilement des tons hauts aux tons bas. L'équilibre est aussi présent quand la voix peut passer sans difficulté du fort au doux. Si une de ces choses s'avère difficile, cela veut dire que l'équilibre n'a pas été atteint.

Cela est évident, par exemple, quand il n'y a pas de lien entre deux registres vocaux. Ils fonctionnent chacun de son côté et sonnent très différemment, comme si le chanteur avait deux voix au moins, complètement différentes. L'équilibre manque, par exemple, quand un chanteur n'est pas en contact avec son registre bas, ne faisant ainsi usage que de la moitié de sa voix. Dans ce cas, il peut avoir l'impression de ne pas avoir accès à la profondeur.

Pour obtenir un équilibre, il faut lier ces différentes voix, qui correspondent chacune à différentes parties de notre être. Il peut s'agir d'opposés, tels que le masculin et le féminin par exemple.

L'essentiel est avant tout de rétablir le contact avec les voix oubliées, puis de les intégrer les unes aux autres de manière équilibrée. Ce travail est passionnant et très stimulant.

Zone de confort

La zone de confort est la tessiture où nous parlons et chantons de manière naturelle. C'est là que notre voix fonctionne le mieux, sonne le mieux et a le plus de force. C'est là que nous sommes à l'aise, spontanément et sans apprentissage particulier.

La gamme vocale est divisée en trois registres : bas (*voix de poitrine*), moyen (*voix mixte*) et haut (*voix de tête*). Il existe en outre les registres de basses extrêmes (*grésillement*) et de suraigus (*flageolet*).

Exemple :

Cette femme a un bon registre bas et une relation positive avec tout ce qu'elle associe à la profondeur : « chaleur, ancrage, franchise, sérieux et autorité ». Par ailleurs, elle n'a pratiquement pas de registre aigu et a un mauvais rapport avec ce qu'elle associe à la hauteur : « Manque de profondeur, hystérie, superficialité et simulacres féminins ». Cela pourrait être intéressant pour elle de transformer la vision négative de son registre aigu en quelque chose de plus positif, comme par exemple la légèreté, la joie, la spontanéité et la féminité.

Le monde de la musique divise généralement les voix en soprano, alto, ténor et basse.

La voix de soprano et d'alto correspondent respectivement à la voix haute et basse des femmes. Les ténors et les basses sont les voix hautes et basses des hommes.

La nature nous dote d'un corps unique et différent de tous les autres, et nos cordes vocales sont aussi très variées. Leur épaisseur et leur longueur déterminent le type de voix que nous avons, ainsi que l'emplacement de notre zone de confort.

Avec de l'entraînement, nous pouvons étendre notre zone de confort bien au-delà de ce que la nature nous a donné. Il est aussi possible de renforcer un registre peu développé ou travaillé afin de renforcer la tessiture vocale dans son ensemble.

La zone de confort vocal est semblable aux aspects de l'être avec lesquels la personne est le plus en contact et qui sont les plus développés.

Exemple :

Quand une personne parle dans une gamme trop haute, la voix ressemble souvent à un cri et donne l'impression d'un manque d'ancrage et de conscience de soi. Cela peut être le cas d'une personne qui n'a pas envie de grandir, comme par exemple d'une femme adulte qui a peur de s'affirmer et tente de rester enfant. Ou encore d'un homme qui parle dans une gamme basse non-naturelle, dissimulant ou compensant ainsi sa féminité intérieure.

Ligne vocale

La ligne vocale est la façon dont nous déployons notre voix. On pourrait aussi dire que c'est la manière dont nous menons notre vie. Comment manions-nous le timon ? Quel est le type de mouvement qui guide notre vie ? La voix dessine un arc dans un paysage. La ligne vocale peut, par exemple, être hésitante, couler librement ou être extrêmement monotone.

Il peut aussi y avoir des arcs ascendants ou descendants, des courbes, des arrêts soudains ou des accents. C'est là le paysage que nous dessinons avec notre ligne vocale à chaque fois que nous ouvrons la bouche.

La voix s'envole-t-elle à pleine vitesse ou est-elle soudainement freinée ?

Ressemble-t-elle à un ruisseau vif, curieux, inquisiteur qui se meut réguliè-rement dans le paysage, ou à un mouvement qui manque d'énergie et lutte pour aller de l'avant ?

La façon d'avancer de notre voix correspond à la manière dont nous progres-sons dans notre vie : notre direction, ici et maintenant, dans l'existence. Il s'agit de notre capacité - ou de notre manque de capacité - à faire face à la vie.

En écoutant cette énergie dans les voix, vous apprendrez beaucoup sur les personnes qui vous entourent.

Exemple :

Un homme parle rapidement avec énormément d'élan. Il bute sur certains mots et semble un peu fébrile. Après quelques exercices vocaux, cela devient clair qu'il a tendance à bégayer. Il compense en fait son bégaiement en tentant de parler encore plus rapidement. Il dit avoir la sensation d'être engagé dans une course constante avec lui-même. Il a l'impression que toutes les personnes qu'il rencontre exigent des choses de lui, et qu'il doit les satisfaire. Il est en fait nécessaire qu'il écoute ce que son bégaiement lui dit et qu'il commence à se prendre au sérieux.

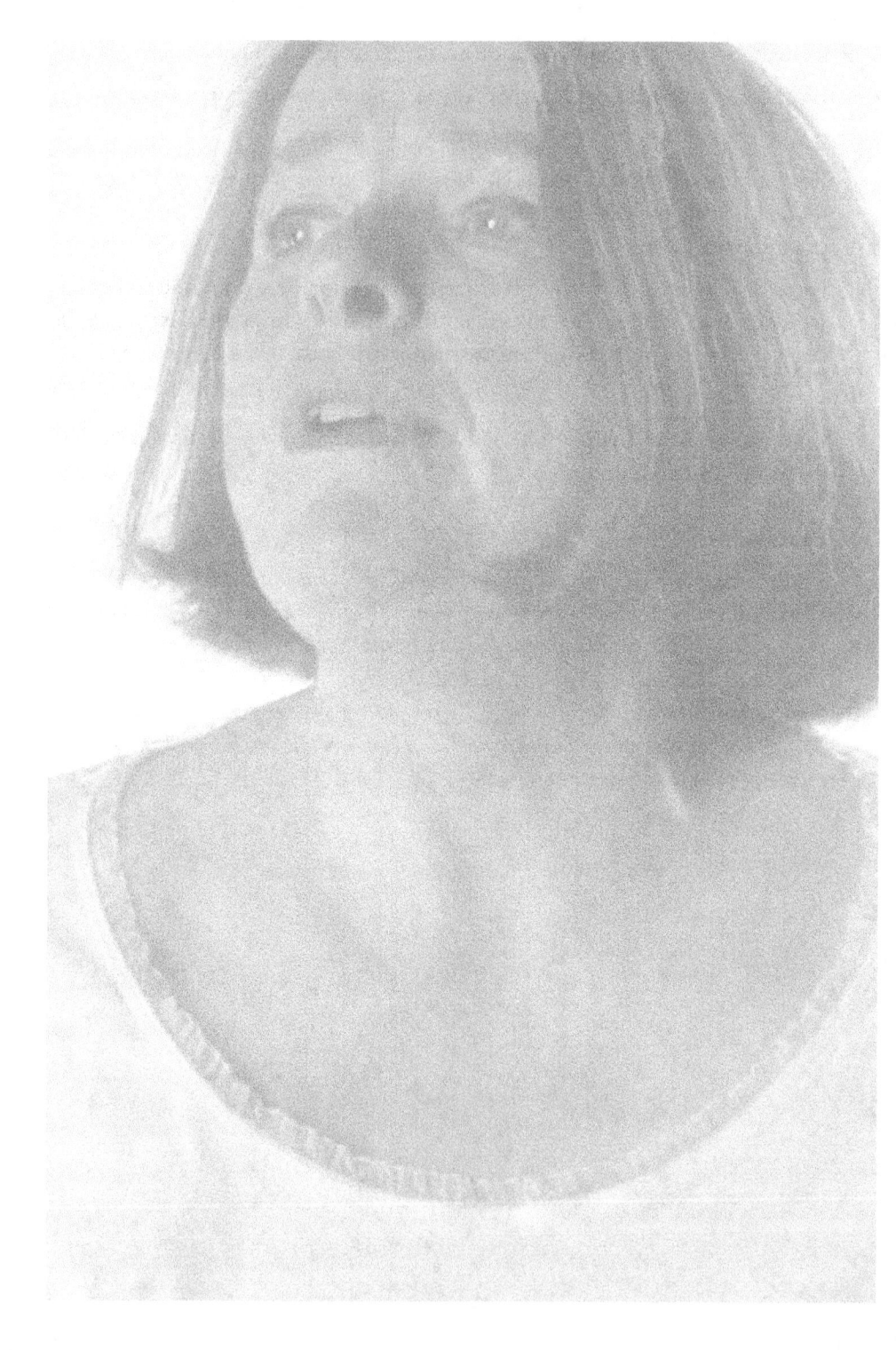

CHAPITRE 4

Types de voix

Quel est mon type de voix?

Tous les types de voix figurant dans le tableau des pages ci-dessous correspondent à des rôles que nous jouons dans notre vie quotidienne.

Derrière ces rôles se trouve notre essence ou ce que nous pourrions appeler le *vrai moi*. Si nous nous sentons limités par les rôles que nous jouons dans notre vie et ne faisons pas ce que nous souhaitons vraiment, il est nécessaire de prendre conscience de ces rôles et de nous en libérer. Nous devons découvrir et reconnaître les rôles que nous adoptons, comment et dans quel but nous les utilisons et quand nous y renonçons. De cette manière, nous pouvons choisir consciemment des rôles plutôt que d'en être esclaves. En outre, cela nous permettra d'obtenir ce que nous désirons de manière plus honnête, et donc d'avoir une vie plus satisfaisante dans laquelle nous ne devrons pas prier ou manipuler des personnes pour atteindre nos objectifs.

Lorsque nous dialoguons avec une ou plusieurs personnes, nous réagissons. Ces personnes ont une influence sur nous, ce qui nous pousse parfois à adopter des rôles amplifiés et extrêmes. Selon la situation dans laquelle nous nous trouvons (en réunion avec notre directeur ou une autre personne représentant l'autorité, un collègue, notre conjoint, nos enfants, etc.), notre réaction peut être très différente. Nous nous sentons parfois encouragés, fâchés, manipulateurs, réservés, condescendants, contents, émotifs, drôles, etc.

Tous ces rôles et toutes ces expressions s'expriment aussi dans la voix. Nous signalons ainsi vocalement notre état d'esprit et notre manière de réagir à ce qui est dit. Une personne capable de bien écouter entend beaucoup de choses dans la voix et a parfois la capacité de vous révéler qui vous êtes.

Lorsque nous parlons au téléphone, notre écoute est plus fine, car notre sens de la vue n'est pas en jeu, de sorte que nous nous concentrons plus sur la voix. Ainsi nous comprenons plus facilement l'humeur ou l'état de nos proches, par exemple des membres de notre famille ou de nos amis. Il arrive que les mots contrastent avec la manière dont ils sont dits; ces messages mixtes peuvent être très troublants. Faut-il écouter ce qui est dit par les mots ou ce qui est révélé par la voix ? Qu'est-ce qui est plus vrai ? Et comment y répondre ?

Nous avons presque tous plusieurs rôles, ce qui veut dire que nous n'avons pas seulement notre voix préférée, mais plusieurs voix que nous pouvons adopter pour obtenir des résultats tangibles. La plupart d'entre nous n'a pas seulement la voix de type « séducteur » ou « petite fille ». Nous utilisons différents masques en fonction de la situation et avons généralement une palette de voix à disposition. Nous pouvons développer de nombreux rôles et de nombreuses voix, et les maîtriser comme le fait un acteur. Quels rôles jouez-vous ? Quel est votre rôle préféré et à quoi ressemble cette personne ? Il arrive que nous soyons las de nos rôles et de nos masques, surtout quand nous y sommes pris au piège et n'avons plus l'impression de pouvoir choisir librement quand les utiliser et quand les abandonner. Pour arriver à notre voix véritable, nous devons d'abord prendre conscience de nos masques, puis choisir de nous en libérer.

Comment identifier votre voix

Comment savoir si notre voix ressemble au « Loup », au « Mendient » ou au « Trombone » ?

Il faut tout d'abord prendre conscience de votre voix dans toutes les situations que vous rencontrez quotidiennement. Demandez aux personnes qui vous entourent si elles ont remarqué des choses à ce propos. Prenez le temps de parler de la voix et de comment nous l'utilisons généralement afin de mieux vous concentrer sur le sujet. Ce que les gens vous disent de votre voix peut comporter des indications utiles, mais n'oubliez pas que vous seul(e) pouvez juger, car vous seul(e) savez ce que vous ressentez vraiment.

Je tiens à répéter que nous n'avons pas qu'une manière d'utiliser notre voix, nous en avons plusieurs. La voix change d'une situation à l'autre. Dans l'idéal, nous devrions pouvoir passer librement d'une voix à une autre en étant parfaitement conscients de notre choix. Mais pour y parvenir, nous devons connaître nos tendances, prendre conscience de la « chanson » que nous chantons le plus souvent. Comment utilisons-nous notre voix en général ? Voici quelques points fondamentaux dont vous pouvez tenter de prendre conscience dans votre communication avec autrui pour mieux comprendre comment vous utilisez votre voix.

Énergie

Remarquez si vous avez beaucoup ou peu d'énergie. Quelle est votre première impression ? Vous sentez-vous plein(e) de vie, énergique ou faible et apathique ?

Peut-être que certains jours, vous avez le sentiment de pouvoir porter le monde sur vos épaules, alors que d'autres vous avez juste envie de rester couché sur le divan. Évaluez-vous.

Les types ayant une énergie forte sont le Loup, le Démarreur, la Cascade, le Séducteur, le Mendiant et le Trombone.

Les types ayant une énergie moyenne sont l'Écho, la voix Soirée mondaine, l'Optimiste et la Petite fille.

Les types ayant une énergie basse sont le Pessimiste, le Pendu à un fil, la voix Silencieuse, le Frein, l'Obsédé du contrôle, le Marmonneur, la voix Rauque, le Pauvre de moi et le Rabat-joie.

Tempo

À quoi êtes-vous le plus enclin ? Parlez-vous tellement vite que vous butez presque sur les mots? Parlez-vous à un rythme lent et décontracté ? Faites-vous des pauses ? Évaluez-vous.

Les types ayant un tempo rapide sont le Loup, l'Optimiste, le Démarreur et la Cascade.

Les types ayant un tempo moyen sont l'Écho, la Petite fille, le Trombone, le Marmonneur, la voix Soirée mondaine, le Mendiant et le Frein.

Les types ayant un tempo lent sont le Pessimiste, le Pendu à un fil, la voix Silencieuse, l'Obsédé du contrôle, la voix Rauque, le Pauvre de moi, le Rabat-joie et le Séducteur.

Inflexion

Prêtez attention à votre inflexion. Votre voix a-t-elle tendance à monter ou à descendre dans la phrase ? Ou avez-vous tendance à rester au milieu ? Cela se révèle souvent au tout dernier mot ou à la toute dernière syllabe d'une phrase. Évaluez-vous.

Les types ayant une inflexion ascendante sont l'Optimiste, le Pendu à un fil, la Petite fille, la voix Soirée mondaine, le Mendiant et le Séducteur.

Les types ayant une inflexion modérée sont l'Écho, la Cascade, le Marmonneur et la voix Silencieuse.

Les types ayant une inflexion descendante sont le Loup, le Pessimiste, le Démarreur, le Frein, l'Obsédé du contrôle, le Trombone, la voix Rauque, le Pauvre de moi et le Rabat-joie.

Familiarité ou distance

Il est facile de dire si vous avez un très bon contact avec une personne et vous sentez en sécurité avec elle. Votre voix révèle cette confiance et cette intimité, par exemple, quand vous êtes en présence d'un ami proche ou de votre conjoint. Lorsqu'il y a plus de distance dans votre voix, il est possible que vous parliez comme un narrateur, un conférencier, un réceptionniste ou un vendeur. Dans ce cas, la voix semble plus lointaine et moins personnelle. Évaluez-vous.

Les types ayant de la familiarité dans la voix sont le Loup, l'Optimiste, le Démarreur, le Pendu à un fil, l'Écho, la Petite fille, le Trombone, le Pauvre de moi, le Mendiant, le Séducteur et la voix Rauque.

Les types ayant de la distance dans la voix sont le Pessimiste, le Démarreur, le Pendu à un fil, la Cascade, la voix Silencieuse, le Frein, l'Obsédé du contrôle, le Marmonneur, la voix Soirée mondaine et le Rabat-joie.

Une fois que vous avez identifié quels aspects de votre voix vous connaissez et utilisez le plus, il sera simple de passer au tableau ci-dessous et de commencer à reconnaître les différents types de voix. À ce stade, veillez bien à ne pas vous juger trop durement. Nous avons tous certaines de ces qualités en nous. Observez-vous avec amour.

Important ! Ce tableau ne sert pas à classer les personnes ou à les étiqueter. Comprenez qu'il faut l'utiliser comme stimulus pour révéler certains schémas de la voix et du comportement.

Nous avons de nombreuses facettes et utilisons tous les jours plusieurs schémas vocaux ; il est donc probable que nous appartenions à plusieurs types à la fois. Cela ne constitue en aucun cas un problème. Ce n'est que lorsque vous utilisez un modèle exclusivement - vous figeant donc dans un type de voix ou dans un comportement - qu'il y a des raisons de s'inquiéter. La variété est le piment de la vie.

Tableau des types de voix

Nom	Type de voix	Comportement	Question	Exercices
Le Loup	Attaque dans la voix	Attaque le monde entier	Contre qui ou contre quoi vous défendez-vous ?	Exercice de défense
L'Optimiste	Inflexion ascendante	Laisse trop le monde extérieur entrer	À quoi ou à quoi avez-vous de la difficulté à dire non ?	Exercice de définition des limites
Le Pessimiste	Inflexion descendante	Laisse trop peu le monde extérieur entrer	À qui ou à quoi avez-vous de la difficulté à dire oui ?	Exercice de libération de l'énergie
Le Démarreur	Énergie au début des phrases	Ouvert et présent au début, mais se retire ensuite	Que se passe-t-il si vous vous retenez ?	Exercice de stabilisation de l'énergie, mise à terre
Le Pendu à un fil	Énergie à la fin des phrases	Pas attentif et présent jusqu'au bout	Que se passe-t-il si c'est vous qui commencez ?	Exercice À l'attaque
L'Écho	Voix variable	Fait écho à autrui, s'adapte, accompagne	Qu'est-ce que vous évitez ?	Exercice Dire non
La Cascade	Pas de pauses, manque d'expiration	Nerveux et peu sûr de soi, noie les autres et se noie lui-même	Qui ne veut pas vous écouter ?	Exercice S'arrêter, regarder et écouter

La voix Silencieuse	Silence ou pas de son du tout	Se retient beaucoup Inflige peut-être « l'épreuve du silence »	Qu'est-ce qu'il y a dans un espace vide ?	Exercice Remplir l'espace
Le Frein	Interrompu, saccadé	Inflexion tendue et donnant une impression de frustration	Qui ou qu'est-ce que vous vous retenez de cracher ?	Exercice Prendre son droit
L'Obsédé du contrôle	Tension à la racine de la langue	Manque d'affection	Qui ou qu'est-ce qui vous contrôle ?	Exercice de capitulation
La Petite fille	Voix parlée aigüe	Manque de mise à terre	Que font les grandes filles ?	Exercice de sensation
Le Marmonneur	Avale ses mots, parle avec une voix peu claire et très faible	Manque d'estime et de confiance en soi	Qu'est-ce que vous acceptez sans le mettre en doute ?	Exercice Cracher au dehors
Le Trombone	Parle avec une voix exagérée, continuellement et sans écouter	Se sent petit et ignoré	Qui ou qu'est-ce que vous essayez de noyer ?	Exercice Créer de l'espace
La voix Soirée mondaine	La voix semble périphérique, comme si elle n'était pas en contact avec le corps	Pas en contact avec ses sentiments	Qui tentez-vous de satisfaire ?	Exercice du prédateur

La voix Rauque	Les cordes vocales ne se ferment pas complète-ment	Recherche l'attention	Par qui aime-riez-vous être entendu ?	Exercices de chant
Le Pauvre de moi	Gémissement, soupir et plainte dans la voix	Demande de l'aide au monde entier	Qui avez-vous besoin d'ai-der ?	Exercice Se vanter
Le Rabat-joie	Voix plate, comprimée et retenue	Utilise son énergie pour se freiner et freiner les autres	Qui est-ce qui vous extorque de la vie ?	Exercice du Cham-pagne
Le Men-diant	Voix flatteuse	Vous ne pou-vez pas me résister	Qu'est-ce que vous voulez ?	Exercice du dicta-teur
Le Séduc-teur	Voix intime, sensuelle	Séduit et manipule les autres	Comment les autres vous séduisent-ils ?	Exercice de refroi-dissement
Le Racleur de gorge	Se racle la gorge et tousse. Semble peu sûr de soi, arrogant et accusateur	A constam-ment un chat dans la gorge	Qu'est-ce que vous n'arrivez pas à dire ?	Exercice Chanter pour s'éclaircir la voix

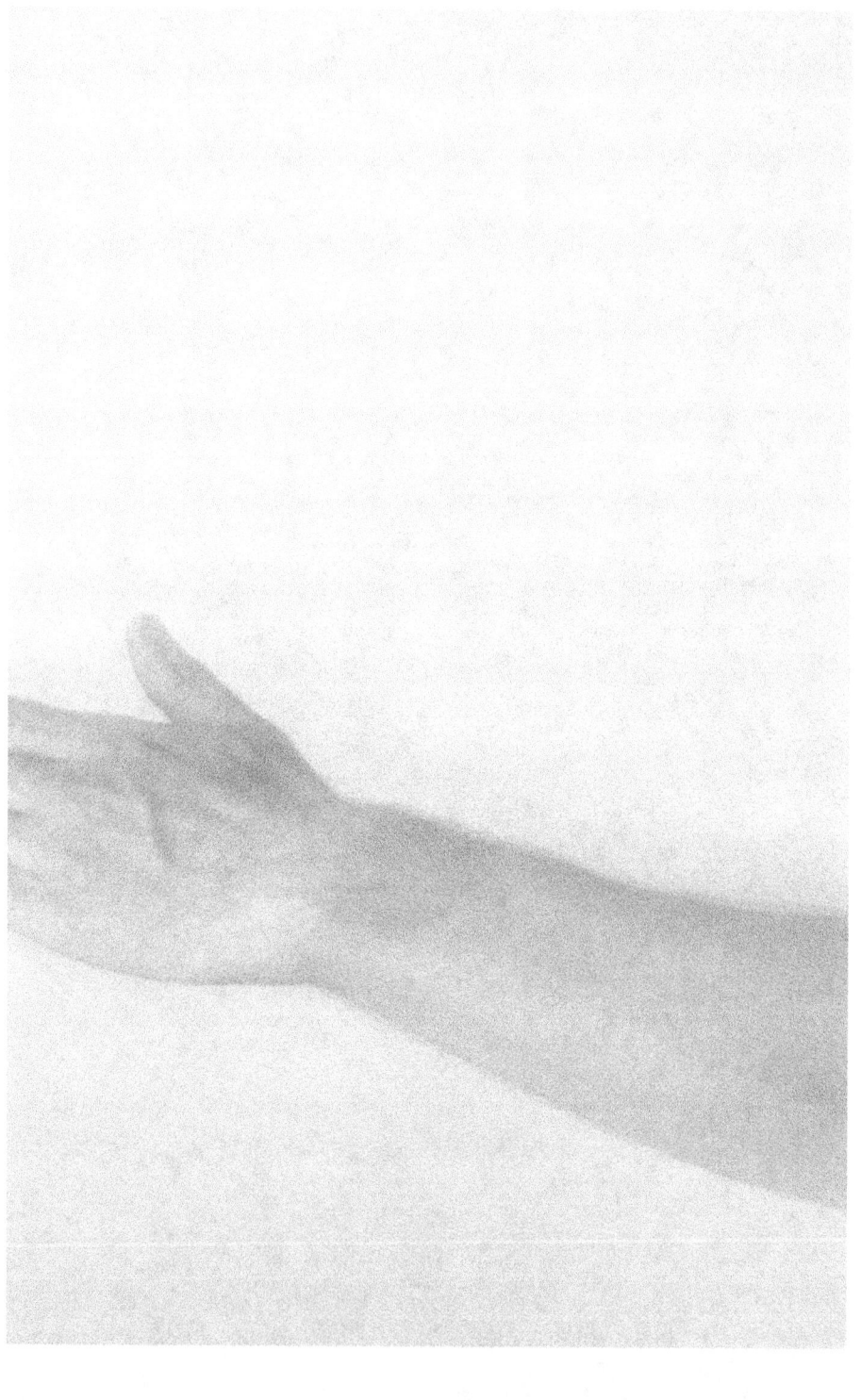

CHAPITRE 5

Exercises de base

Exercez quotidiennement votre voix en l'écoutant et en essayant d'en prendre conscience. Enregistrez-vous - de préférence pendant que vous parlez avec d'autres personnes - pour vous habituer à entendre à quoi ressemble votre voix.

Lisez à haute voix des passages de livres que vous aimez et exercez votre voix à prononcer différents types d'expressions. Mettez-vous devant un miroir et regardez-vous pendant que vous parlez et chantez.

Vous serez souvent surpris par ces rencontres avec vous-même. Vous vous demanderez : Est-ce que ma voix est vraiment comme ça ? Est-ce que je fais ça ?

Demandez à quelques amis proches de décrire votre voix avec gentillesse. Chaque commentaire vous aidera à mieux comprendre comment vous utilisez votre voix et comment vous vous comprenez.

Présentation des exercices de base

Il est conseillé de commencer chaque jour avec des exercices de base. Choisissez-en un par jour au début, jusqu'à ce que vous vous sentiez complètement à l'aise. Si vous avez plus de temps à disposition, vous pouvez bien sûr tous les essayer; néanmoins, selon mon expérience, vous avez avantage à apprendre un exercice à fond plutôt qu'à en essayer plusieurs de manière plus superficielle.

Secouer la voix

Cet exercice est utile pour se chauffer la voix et pour réduire le contrôle. Il permet également d'entendre et de sentir clairement où vous êtes bien et où vous avez des difficultés dans la gamme.

Mettez-vous debout avec les pieds bien écartés, mais parallèles.

Faites basculer votre poids d'un pied à l'autre pour sentir l'équilibre dans votre corps. Maintenez le devant du pied en contact avec le sol tout en soulevant alternativement le talon droit et le talon gauche.

Imaginez que votre inspiration descend jusqu'à vos pieds.

Veillez à bien vous concentrer sur le poids de votre corps et à sentir que toutes vos articulations sont souples et mobiles, c'est-à-dire qu'elles ne sont pas tendues ou trop tirées.

Commencez lentement, en accordant la respiration et la voix avec le rythme de vos pieds, comme un train qui démarre. Augmentez progressivement le tempo jusqu'à ce que tout votre corps soit secoué.

Imaginez toujours que le son provient d'en bas, qu'il monte, pour finalement sortir.

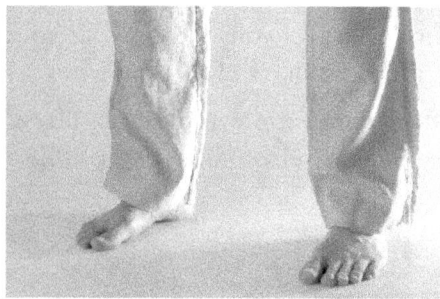
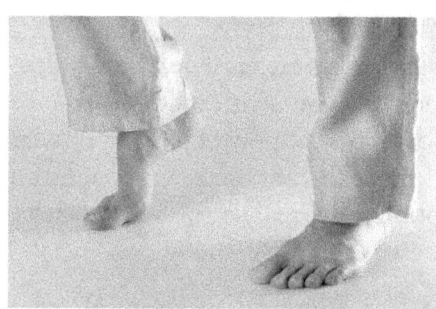
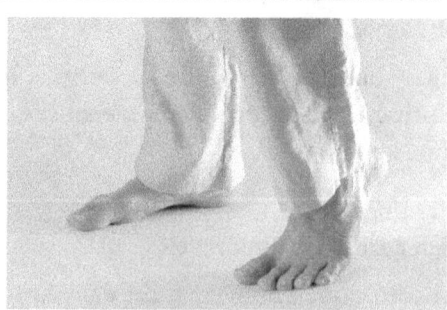

L'ascenseur

Cet exercice permet d'explorer vos différents registres, c'est-à-dire votre voix basse, moyenne et haute. Il ne doit pas y avoir de trous dans la voix; autrement dit, elle ne doit s'interrompre ou se briser nulle part. Cela signalerait un manque de lien ou de contact avec le corps.

Mettez-vous debout dans une position bien ouverte.

Imaginez que votre corps prend beaucoup de place et qu'il y a infiniment d'espace dans et hors de votre corps.

Commencez à une hauteur la plus basse possible sur la voyelle [a] (ouvert) ou [o] (fermé).

Glissez ensuite lentement vers le haut en prenant le temps de respirer quand vous en avez besoin.

En même temps, bougez le corps à votre rythme, comme si vous étiez en train de peindre ou de sculpter le son.

Quand vous arrivez à votre registre haut, passez à la voyelle [o], puis à [ou]. Créez de l'espace pour les notes hautes en les laissant sortir plutôt qu'en les poussant. Variez le tempo comme vous le souhaitez.

Vous pouvez aussi faire cet exercice avec une vibration des lèvres (brr) ou des trilles de la langue.

Le Samouraï

Beaucoup de personnes ont de la puissance et de la force, mais craignent de les utiliser ou ont tendance à en abuser, par exemple en les retournant contre eux. Cet exercice vous aidera à diriger votre puissance vers l'extérieur; il est possible qu'il vous rende plus vif, énergique, centré et joyeux.

Commencez par les pieds : piétinez le sol pendant quelques minutes.

Utilisez tout votre corps de manière à être complètement appuyé sur vos pieds, et mettez-vous bien en contact avec la terre. Faites d'abord, tous les sons que vous voulez en utilisant votre corps.

Servez-vous des bras et des mains pour créer des frontières autour de vous, comme si vous coupiez l'air avec deux épées.

« Tranchez » avec le bras droit tout en frappant le sol du pied gauche, et vice-versa. Déplacez-vous dans la pièce comme un samouraï en colère.

Utilisez votre voix de différentes façons, en accentuant les consonnes.

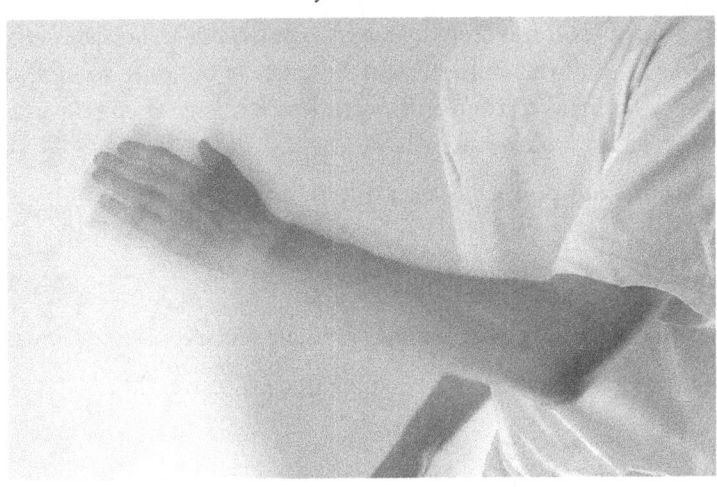

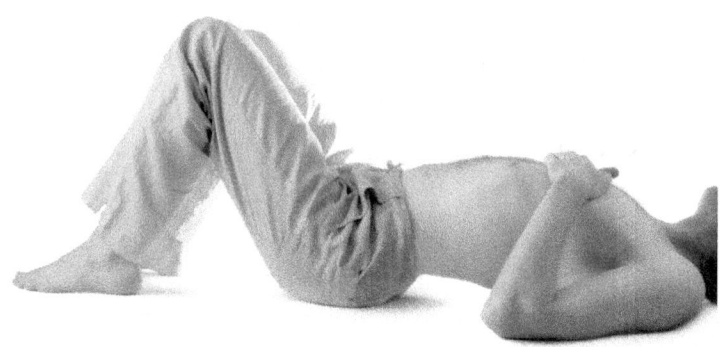

La respiration profonde

Cet exercice est fondamental et il est bon de le faire en premier lorsque vous décidez de travailler avec votre voix. Il vous aidera à avoir une inspiration basse et à libérer beaucoup d'énergie vitale dans la région du pelvis. Il est particulièrement utile si votre respiration est trop courte ou trop haute à cause de problèmes liés au stress, à la nervosité ou à la peur.

Couchez vous sur le dos avec les genoux pliés et les plantes des pieds bien au sol.

Respirez aussi profondément que vous le pouvez et arrondissez le bas du dos de manière à pouvoir enfiler une main entre le dos et le sol. Expirez lentement et calmement tout en enfonçant le dos à terre et en relevant les fesses de manière à les soulever du sol.

En expirant, vous pouvez ajouter différents types de sons :

1. Des consonnes sonores telles que [z].

2. Un son bas de bourdonnement à bouche fermée, tel que [mm].

3. Une note basse sur une voyelle telle que [a] (ouvert).

Le fait d'ajouter un son permet d'observer plus facilement l'expiration et d'en être conscient. Essayez de prendre du temps dans l'expiration. Combien de secondes dure-t-elle?

Créez vous-même votre programme

En général, ces exercices de base sont utiles pour se chauffer la voix et peuvent être combinés avec des exercices spécifiques à votre type de voix. Vous pouvez aussi organiser les exercices entièrement en fonction de vos besoins et du temps dont vous disposez. Voici un exemple de programme quotidien :

Matin	Après-midi	Soir
Exercices de base : Secouer la voix, Ascenseur	Exercices pour votre type de voix (par exemple, Le Mendiant) : Exercice du dictateur, chants contestataires	Exercices de base : La respiration profonde

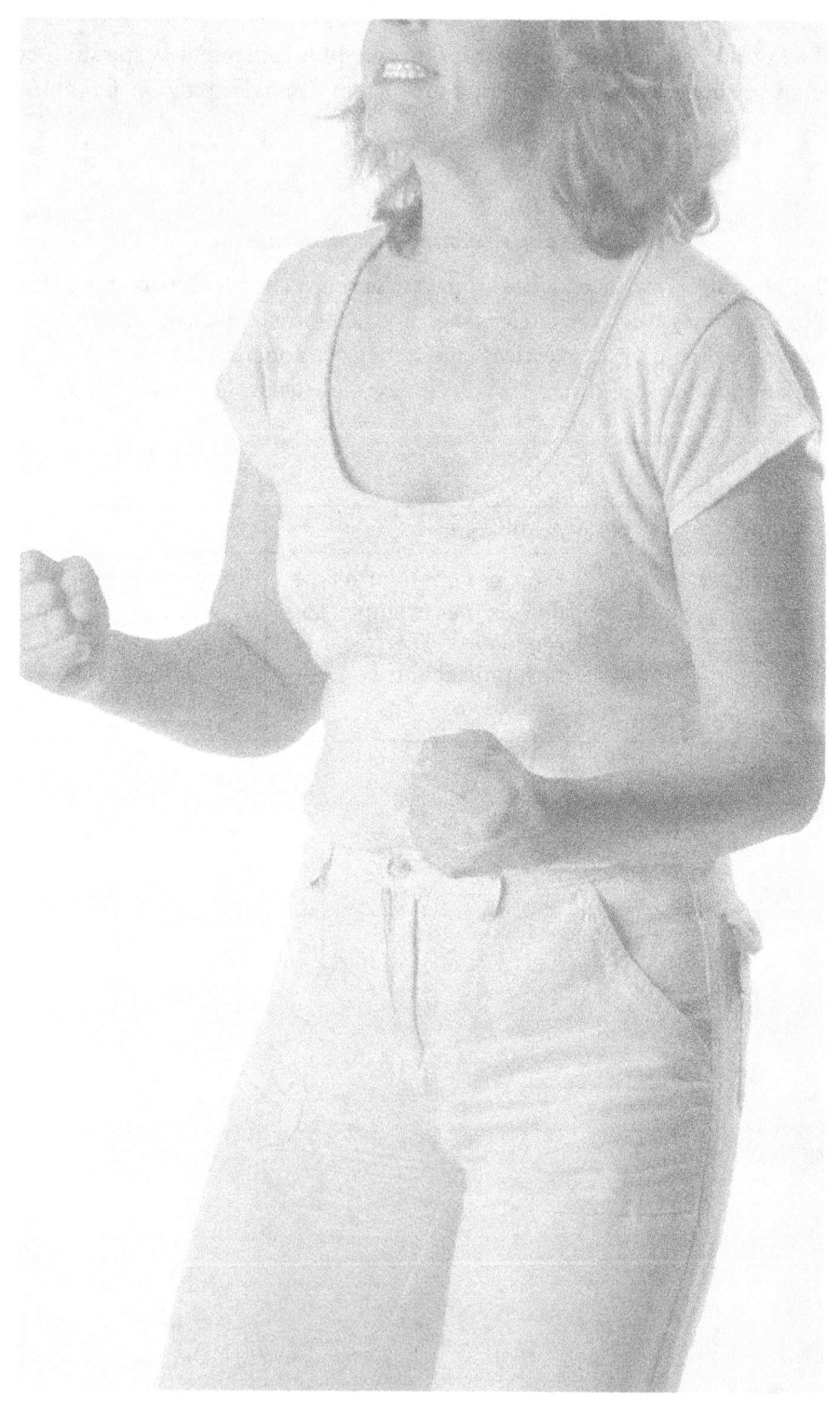

CHAPITRE 6

Exercises pour votre type de voix

Lorsque vous ferez ces exercices, très simples, prenez-vous au sérieux et ne vous préoccupez pas de la bienséance. Certains exercices vous pousseront peut-être hors de vos limites, mais n'oubliez pas qu'ils devront en même temps vous faire sourire; si vous osez vous investir complètement, ils vous apporteront joie et vitalité. Il faudra faire taire votre juge intérieur, qui vous dira que vous avez l'air complètement idiot ou que vous êtes gravement dérangé. Pour vous faciliter la tâche, essayez d'adopter un état d'esprit enfantin et ludique; les exercices auront un effet contagieux, captivant et rédempteur sur votre entourage. Essayez ! Même si certains exercices sont conçus pour des types de voix différents du vôtre, vous pouvez tirer avantage de chacun d'eux; ils constitueront en tous les cas une base solide pour votre formation vocale. Vous pouvez aussi les faire avec un partenaire ou votre famille.

À quelle fréquence ?

De manière générale, il est bon de faire ces exercices le plus souvent possible pour qu'ils aient l'effet désiré. Les meilleurs résultats s'obtiennent en faisant ces exercices sur une courte période, plusieurs fois par jour, par exemple 3 ou 4 fois par jour pendant 3 à 5 minutes.

Quand ?

Juste avant une conversation, un rendez-vous ou une conférence importante, où il vous semble que vous pourriez avoir des problèmes vocaux; et à part ces situations, aussi souvent que vous le désirez et que vous en avez l'occasion.

Remarque importante

La description de chaque type de voix contient le pronom « il » ou « elle ». Cela sert uniquement à faciliter la lecture; chaque type de voix existe aussi bien chez les hommes que chez les femmes.

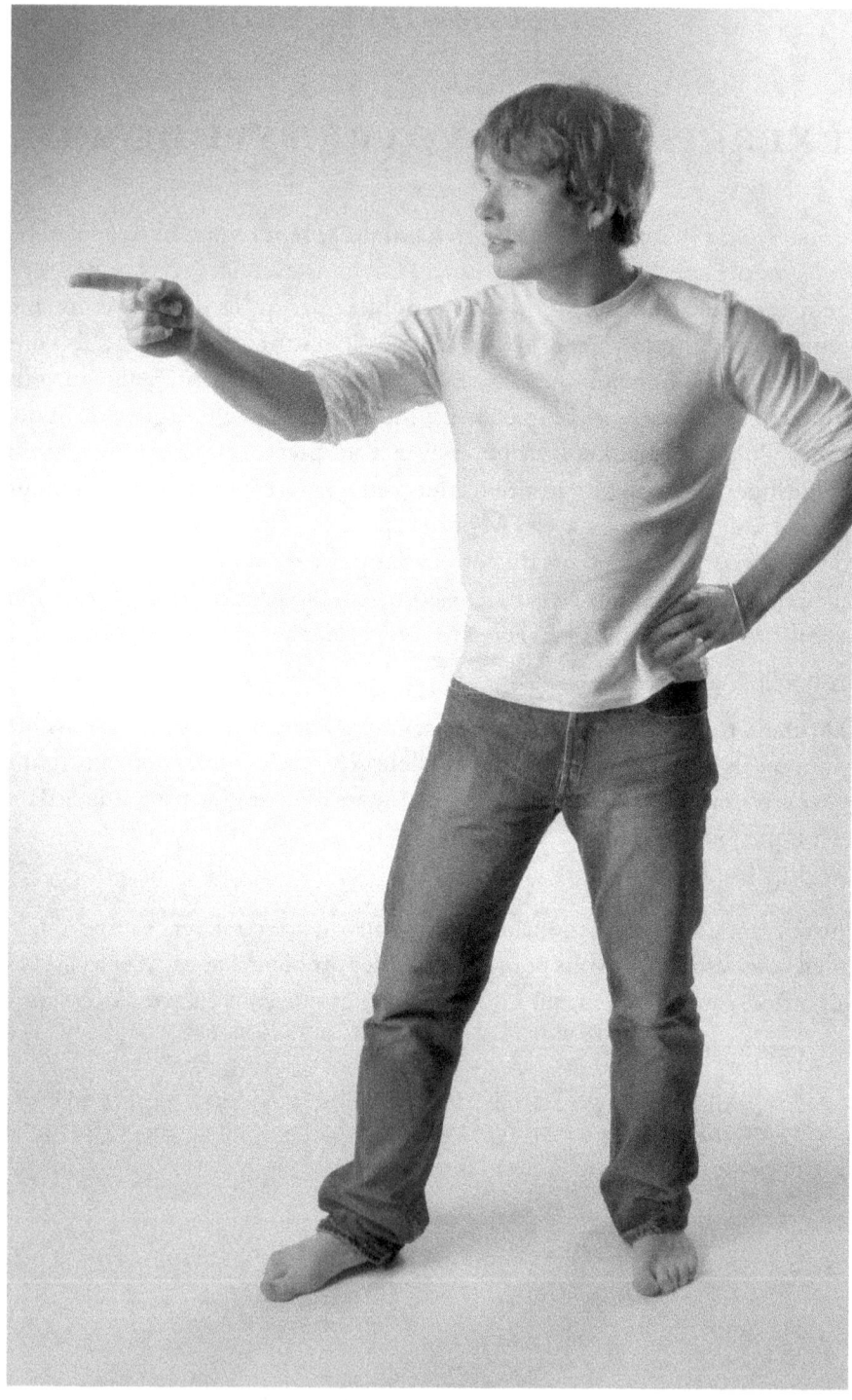

Le Loup

Description

Le Loup attaque avec une qualité glottale agressive dans la voix et parle souvent vite. Nous avons tous en nous une part de Loup quand nous sommes en colère. Lorsque nous entendons une voix de Loup, nous nous sentons parfois réprimés ou même attaqués. Le Loup paralyse souvent sa victime, c'est-à-dire qu'il lui impose le silence d'une manière ou d'une autre. Il m'est arrivé un jour d'entendre un Loup donner une conférence : j'ai remarqué que personne n'a posé de questions à la fin.

Explication

En réalité, l'attaque ardente du Loup est un mécanisme de défense. Le Loup est souvent extrêmement vulnérable et peu sûr de lui; il a peut-être été lui-même victime d'attaques. En ce sens, il s'agit d'un animal qui a été chassé - une personne chassée - qui chasse, par conséquent, tout ce qu'il trouve autour de lui. Beaucoup de politiciens sont du type Loup.

Solution : exercices de défense

Déplacez-vous lentement dans la pièce, presque au ralenti. Respirez profondément et lentement. Soyez prêt, sur vos gardes. Imaginez que vous êtes Peter Sellers dans La Panthère rose, constamment en train de vous défendre contre les attaques surprises de votre fidèle serviteur Cato. Arrêtez-vous soudainement et parez un coup, comme si vous étiez attaqué. Utilisez vos bras pour vous défendre contre l'ennemi invisible, tout en criant « Ha ! » ou « Hou ! ».

Chants pour votre type

Chants religieux, chansons pour enfants

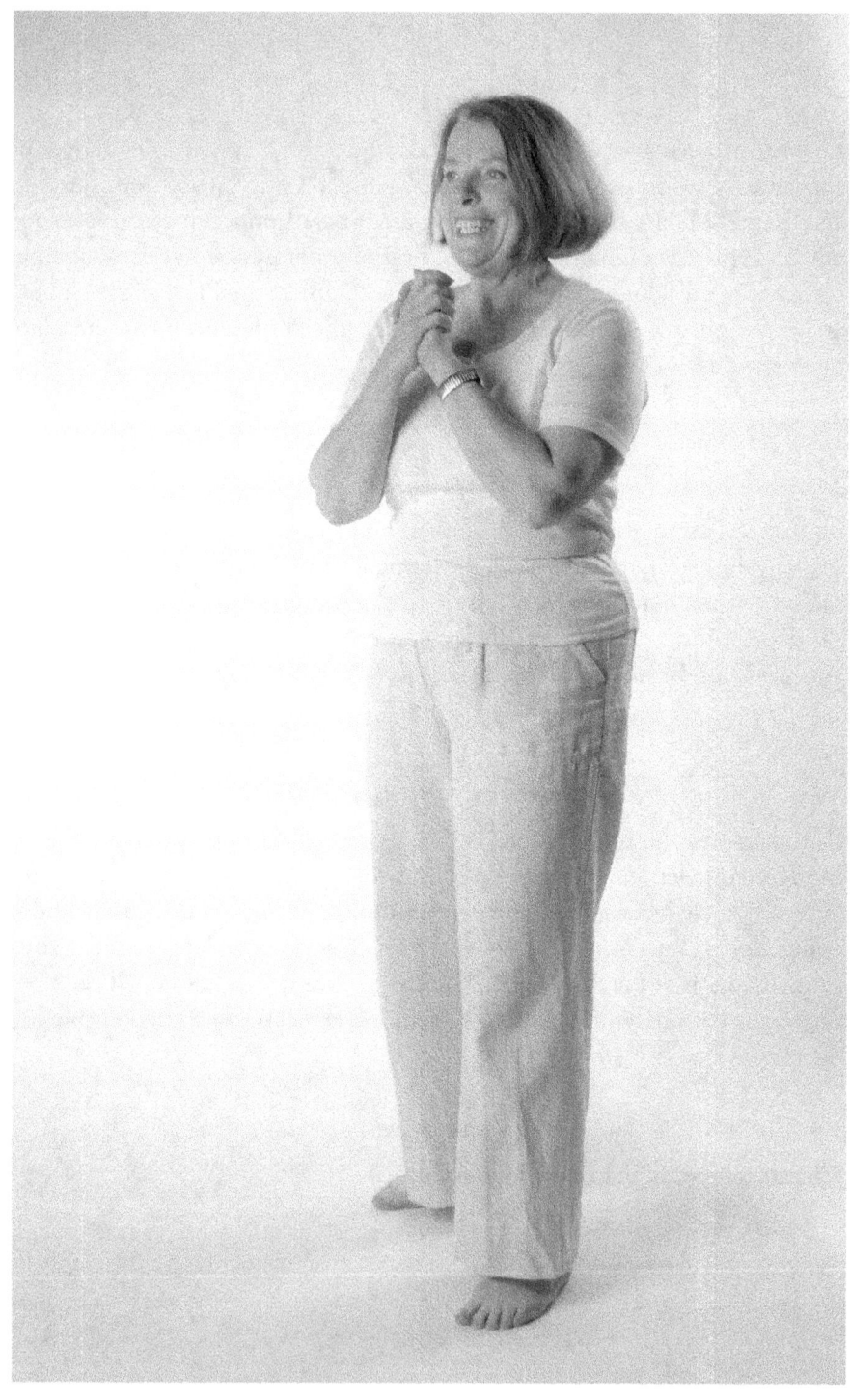

L'Optimiste

Description

L'Optimiste a une mélodie ascendante dans son intonation et parle souvent dans un registre haut. Parfois, il y a presque un rire dans sa voix. Cette personne peut répandre du bonheur et de l'énergie partout où elle va. Cependant, elle a parfois tendance à exagérer l'optimisme, de sorte que cela tombe dans le cliché : « Qu'est-ce qu'on s'amuse, n'est-ce pas ?»

Explication

L'Optimiste a clairement peur de ses sentiments moins bien connus, tels que sa colère, sa tristesse et sa sexualité, et s'en protège à travers une joie exagérée. Il a aussi tendance à se fondre au décor, et a donc besoin de frontières claires entre lui-même et son entourage.

Solution : exercices de définition des limites

Placez-vous à un endroit où vous avez beaucoup d'espace. Imaginez maintenant que vous devez construire une maison autour de vous. Cette maison définit une limite, c'est-à-dire votre espace personnel et privé. Quel aspect a cet endroit ? De quelles matières est-il fait ? Donnez-vous beaucoup de temps et construisez cette maison avec le son, comme si vous étiez en train de dessiner ou de peindre vocalement.

Chants pour votre type

Chants contestataires, chants de travail

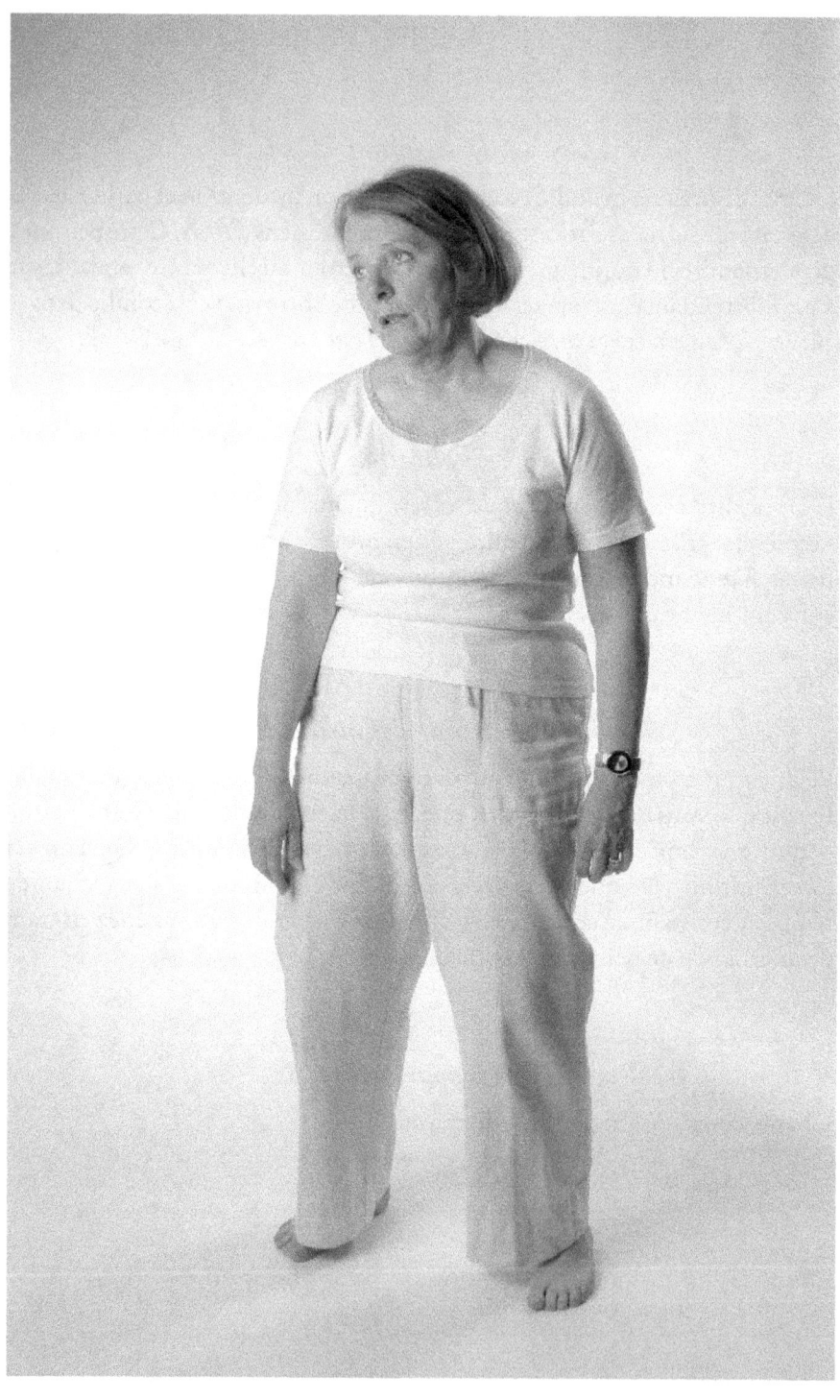

Le Pessimiste

Description

Le Pessimiste parle avec une voix tranquille et une intonation descendante, parfois lentement, parfois en « avalant » le dernier mot de la phrase. Comme son nom l'indique, il s'agit d'une personne qui a tendance à se centrer sur le négatif, qui s'inquiète et se plaint. Elle manque de confiance en elle et en son entourage, et met l'accent sur sa propre misère.

Explication

Le Pessimiste est une personne qui porte probablement en elle un deuil ou une douleur non résolue. Pour survivre, elle a retourné cette énergie vers elle-même, en se blâmant et en se tourmentant par des reproches et une autocritique destructive.

Solution : exercice de libération de l'énergie

Imaginez que vous tenez un ballon que vous voulez envoyer dans un filet. Courez un peu en jouant avec le ballon. Faites-le avec un son et utilisez tout votre corps. Partez en courant. Dites [a-ii] ou [a-ou]. Sur le [ii] et le [ou], envoyez le ballon, en laissant votre voix glisser vers le haut. Assurez-vous que vous libérez bien votre voix dans le registre aigu, de manière à ce que le son sorte complètement du corps.

Chants pour votre type

Hymnes de gratitude et de joie, ballades, chants héroïques

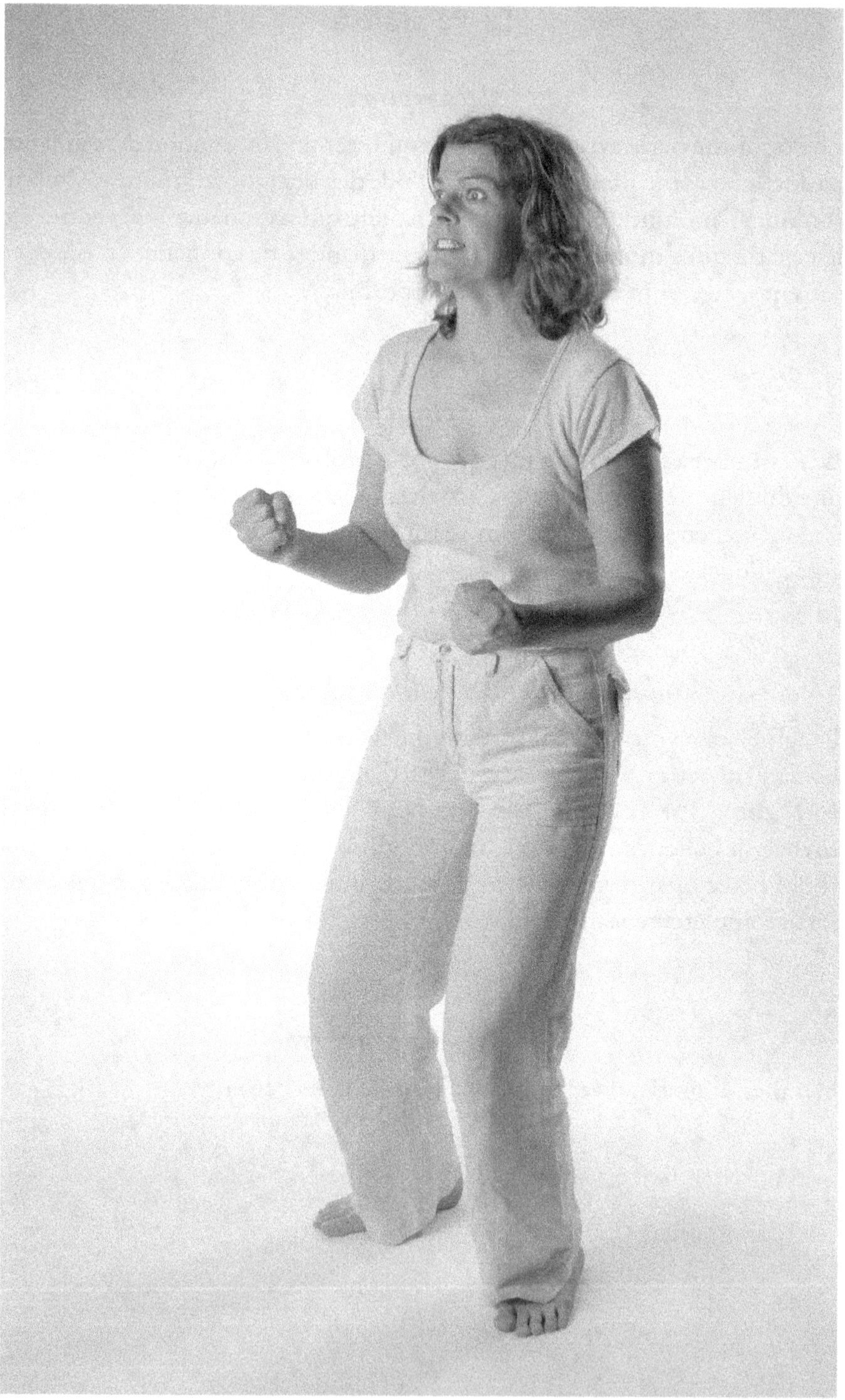

Le Démarreur

Description

Le Démarreur est une personne qui brûle toute son énergie avant même de passer le pas de la porte. Il parle vite, fort et clairement, et dès la première seconde, il y a une forte présence et un grand engagement dans la voix.

L'énergie se dissipe toutefois rapidement - le ballon se dégonfle, en quelque sorte - et après un petit moment, le tempo se calme et l'intonation est plus feutrée.

Explication

Il s'agit d'une personne qui se sent poussée à accomplir beaucoup et à répondre à des attentes élevées. Au début d'une rencontre, une telle quantité d'énergie est investie que la personne a tendance à s'épuiser complètement, voire à se décourager. Il devient alors difficile de maintenir la promesse initiale. Le Démarreur ne s'est probablement pas encore libéré des attentes d'autrui; en tous les cas, il a besoin d'apprendre à économiser son énergie ou à en garder un peu.

Solution : exercice de stabilisation de l'énergie

Prenez un livre au hasard et mettez-vous debout, avec les pieds parallèles et les genoux légèrement pliés. Commencez à lire doucement et calmement, d'une voix tranquille. Lisez à haute voix à un rythme régulier. Veillez à bien utiliser l'air dont vous disposez jusqu'à ce qu'il n'en reste plus. Faites en sorte que l'énergie reste stable jusqu'au bout de la phrase. Vous pouvez aussi choisir de dire une série de mots absurdes, mais cela pourrait demander un peu plus de courage.

Chants pour votre type

Hymnes, chansons d'amour, chansons d'enterrement

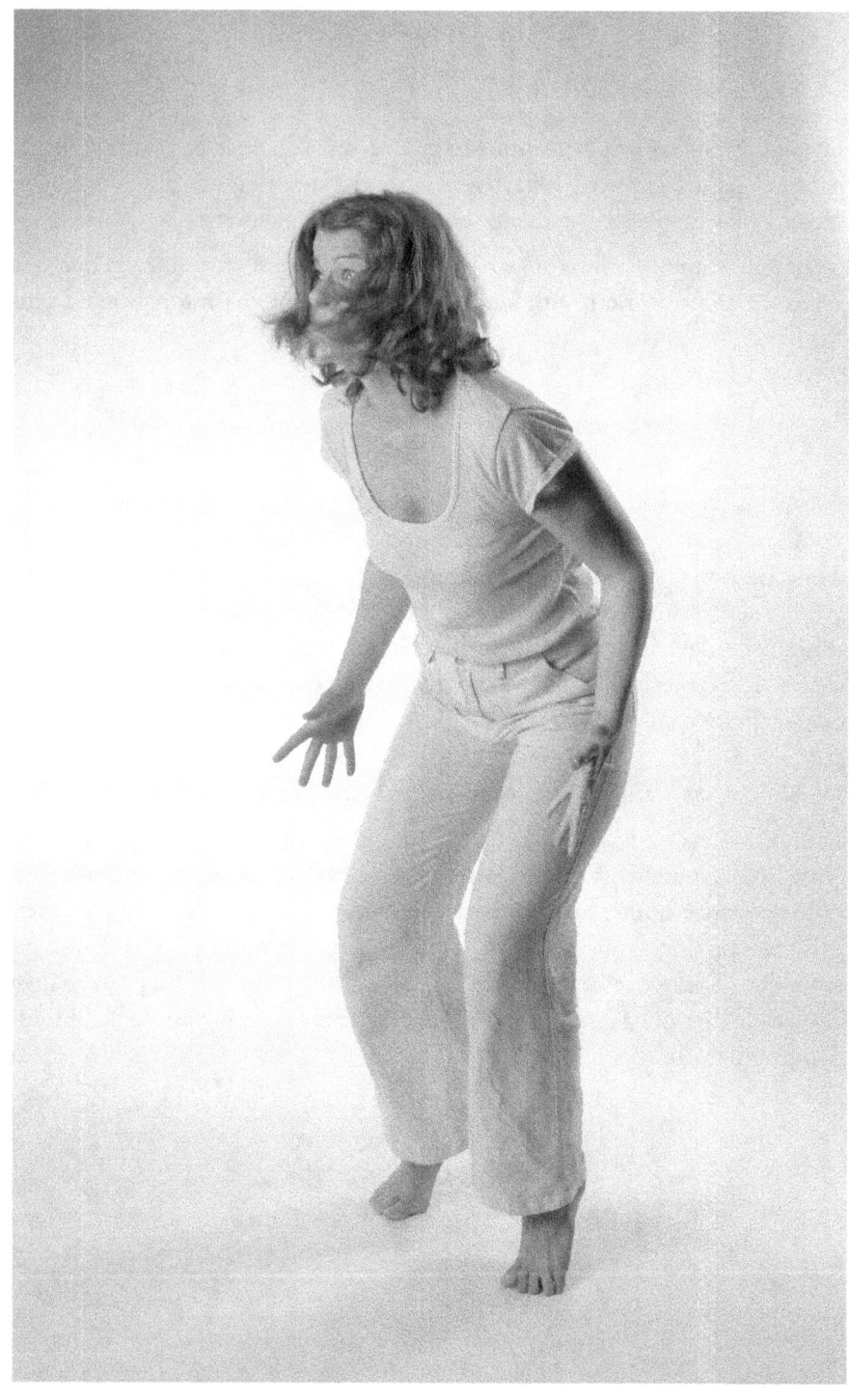

Le Pendu à un fil

Description

Si vous attendez assez longtemps, vous finirez par rencontrer ce genre de personne. L'énergie de la voix n'arrive qu'à la fin d'une phrase ou d'une conversation. La voix est tranquille et retenue, souvent basse, puis soudainement claire et forte. Il s'agit souvent d'une personne qui observe les situations et les gens avant de se lancer dans quoi que ce soit de nouveau, un peu comme un chat qui attend longtemps avant de bondir. Par ailleurs, une fois qu'elle s'est lancée dans un projet, elle est très stable.

Explication

« Chat échaudé craint l'eau froide ». Ce type de personne a probablement eu des coups durs qui lui ont fait ressentir de la douleur et de la déception; cela l'empêche d'avoir un comportement plus spontané. Peut-être qu'elle est même tourmentée par des pensées catastrophiques ou s'imagine ce qui pourrait advenir de dangereux si elle était spontanée, et cela la rend inconsciemment apeurée à l'idée d'essayer quelque chose de nouveau.

Solution : exercice À l'attaque !

Mettez-vous à quelques pas du centre de la pièce. Utilisez l'exercice du Samouraï (voir la description au

Chapitre 5). Imaginez que votre opposant est au milieu de la pièce, de sorte que votre attaque vous amène toujours au centre. Concentrez-vous directement sur votre opposant et exercez vous à l'attaquer sans relâche.

Exercez-vous aussi à aller droit au but quand vous êtes en compagnie d'autres personnes. Préparez votre message (qui peut être extrêmement court) et exercez-vous à être direct.

Chants pour votre type

Chansons à boire, chants de marins, chants de mariage, chants de joie

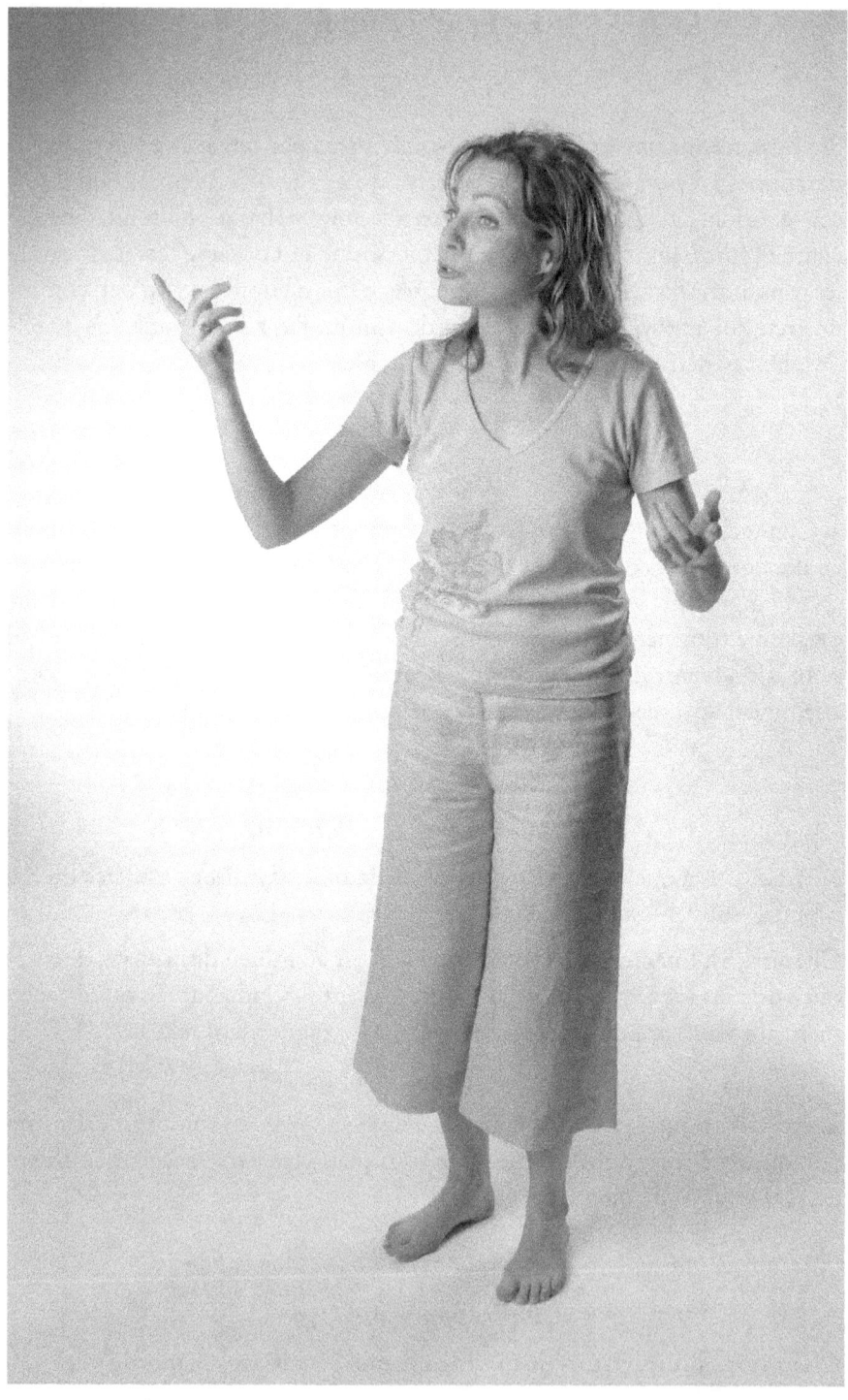

L'Écho

Description

L'Écho change de registre, de tempo et de volume en fonction de son entourage; il est maître

dans l'art de s'adapter à toutes les situations. Il imite et adopte les mêmes mimiques que son entourage, comme un petit enfant qui copie l'attitude de sa mère et de son père. Il est donc commun de se sentir immédiatement à l'aise et compris en compagnie d'une personne de ce type. L'Écho peut modifier sa voix dès qu'il perçoit un changement de vibration ou d'énergie autour de lui. Il s'agit généralement d'une personne qui dit toujours « oui » et n'a pas d'opinion indépendamment des autres.

Explication

L'Écho n'ose pas entrer en contact réel avec lui-même par peur d'être rejeté. Il évite la confrontation et obtient un faux contact avec autrui en s'adaptant à la situation. Il a probablement appris à s'adapter très tôt dans sa vie pour éviter le conflit et obtenir l'acceptation et l'amour de ses parents.

Solution : exercice Dire non

Mettez-vous debout, respirez profondément et sentez bien vos pieds en contact avec le sol. Exercez maintenant votre pouvoir en disant « Non ! » tout en frappant le sol avec les pieds et en lançant vos bras vers l'extérieur. Il est important que vous sentiez la participation de tout votre corps. Utilisez aussi des sons non-verbaux tels que [ma], [na], [ka], [sa], avec des voyelles ouvertes [a] comme dans le mot « papa ». Vous pouvez aussi expérimenter et chercher vos propres sons et votre propre puissance.

Chants pour votre type

Chants contestataires, chants de travail, chants de supporters

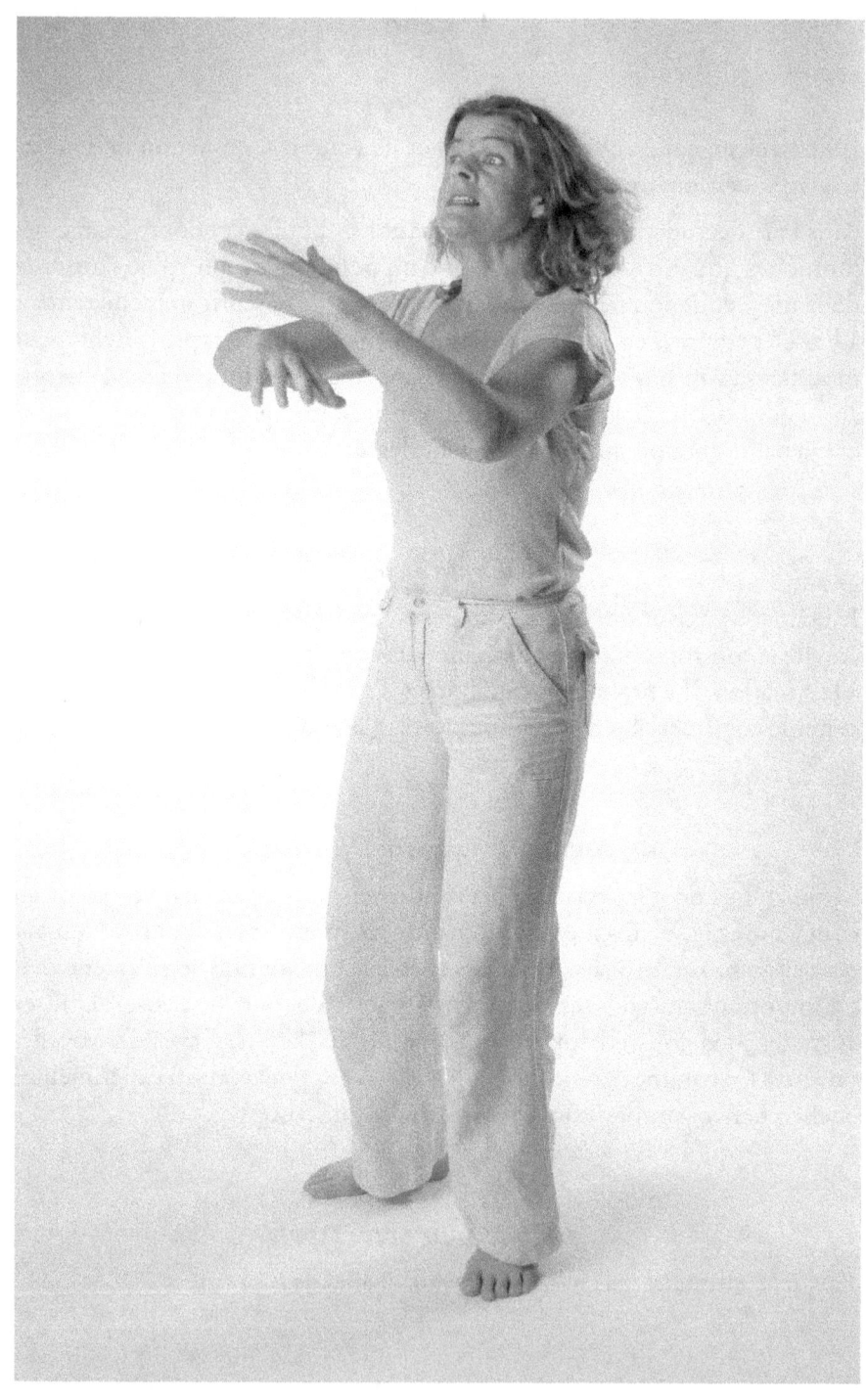

La Cascade

Description

La Cascade parle constamment et sans pauses, le plus souvent dans un registre haut. Elle parle en évitant le cœur du sujet, afin d'éviter de se confronter à ses sentiments. Ce type a aussi tendance à parler tout seul, comme pour éviter le silence. Nous connaissons tous ce type de personnes, capables de parler pendant des heures, même si personne ne les écoute plus depuis longtemps. L'interlocuteur a la sensation que sa présence ou son absence n'a aucune importance.

Explication

La Cascade utilise la parole pour éviter autre chose. Elle n'écoute tout simplement pas les gens. En parlant de manière aussi excessive, elle s'occupe (et occupe autrui) et évite le contact réel; c'est en fait une manière de maintenir les gens à distance. En réalité, la Cascade est nerveuse et incertaine, elle a peur de ses sentiments et des réactions des autres. Il peut s'agir d'une personne qui a été maintenue à distance par un de ses parents; peut-être même qu'elle n'avait pas de place du tout, et que toute l'attention était dirigée vers ses parents ou vers un autre enfant. Derrière l'incertitude de la Cascade, il peut y avoir des sentiments forts et cachés de tristesse et de colère.

Solution : exercice S'arrêter, regarder et écouter

Mettez-vous debout avec les pieds parallèles et les genoux pliés. Donnez-vous le temps de prendre conscience de votre corps. Lisez maintenant un texte à un rythme très calme. Faites une pause après chaque phrase. Respirez et sentez ce qui vous arrive et ce qui arrive à votre corps. Après quelques minutes, commencez à faire une pause après chaque mot. Laissez le mot résonner pleinement et remarquez à nouveau ce qui se passe. À quoi vous servent les pauses ? Quand vous parlez à des gens, exercez-vous à faire des pauses. Utilisez votre respiration quand vous faites une pause, et donnez-vous le temps d'inspirer et d'expirer.

Chants pour votre type

Chants intimes, chansons d'amour, berceuses

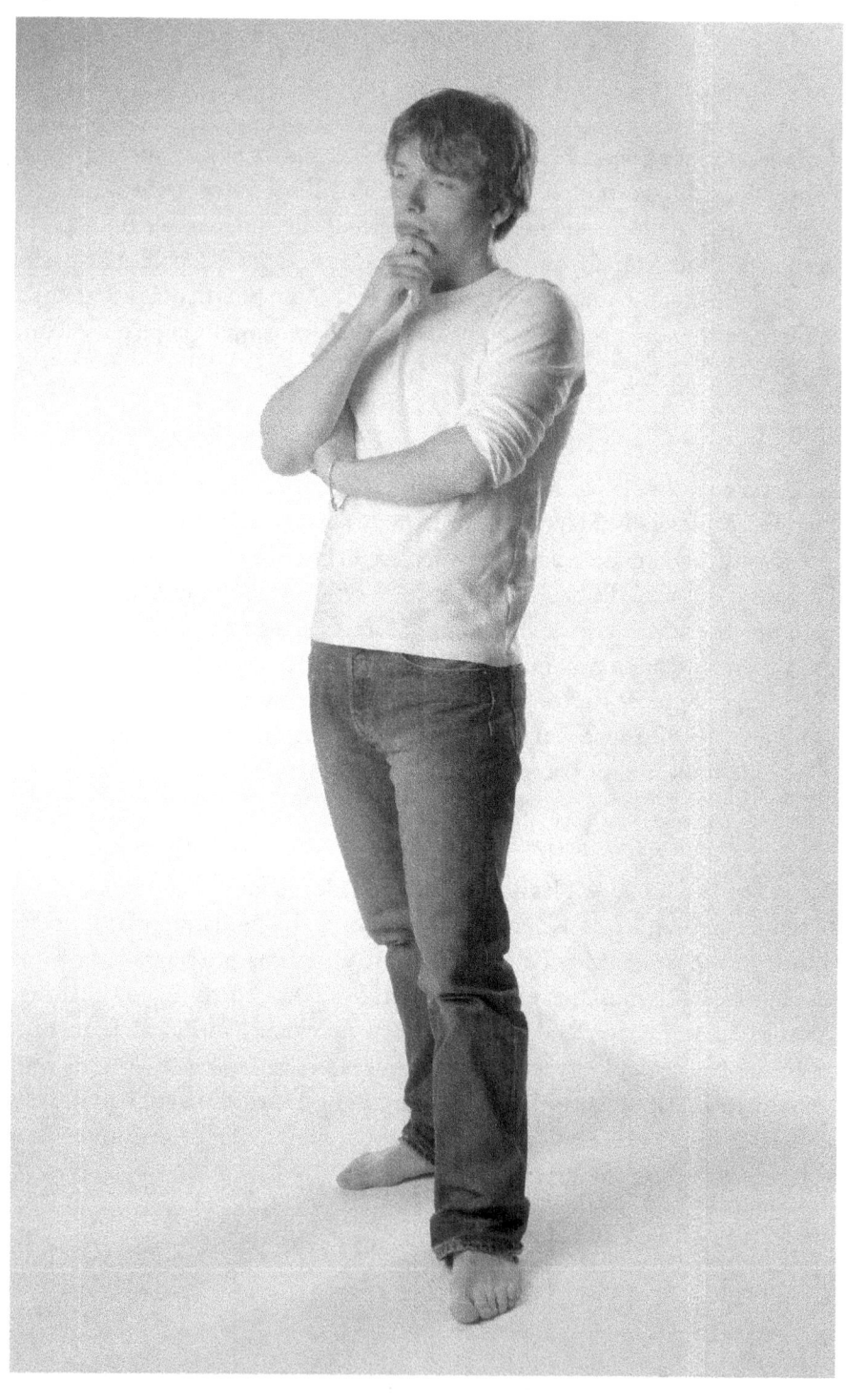

La voix Silencieuse

Description

Il est naturellement difficile d'avoir une idée de ce qu'est une voix Silencieuse, étant donné qu'elle émet des sons tellement rarement. Le silence peut toutefois être un type d'expression extrêmement éloquent. Il peut exprimer quelque chose de retenu; il peut aussi exprimer l'accord (ce que l'on appelle le « consentement tacite ») et le désaccord.

Explication

Lorsque vous utilisez le silence pour retenir quelque chose, cela vous permet de contrôler et de manipuler plus que vous n'en êtes peut-être conscient. En n'exprimant pas ce que vous avez à dire et ce que vous pensez, vous pouvez obtenir indirectement beaucoup de pouvoir. Le silence peut donc être une manière de se retenir afin de ne pas perdre ce contrôle, ou il peut être utilisé pour punir (ce que l'on appelle « l'épreuve du silence »). Au fond, la voix Silencieuse est peut-être une personne qui a été très déçue, qui a perdu ses illusions au cours de sa vie, et qui cache ses sentiments blessés.

Solution : exercice Remplir l'espace

Imaginez-vous dans un immense espace vide. Avec quoi aimeriez-vous le remplir ? Faites appel à votre imagination. Imaginez maintenant que vous remplissez l'espace avec des sons. Remplissez cet espace avec tous les sons qui vous passent par la tête : cris de bébé, insultes, belles chansons, grincements terrifiants, etc., tout ce que vous voulez.

Quand vous êtes silencieusement en contact avec autrui, qu'est-ce qui vous arrive ? Essayez d'être conscient de vos sentiments.

Chants pour votre type

Tous les types de chansons

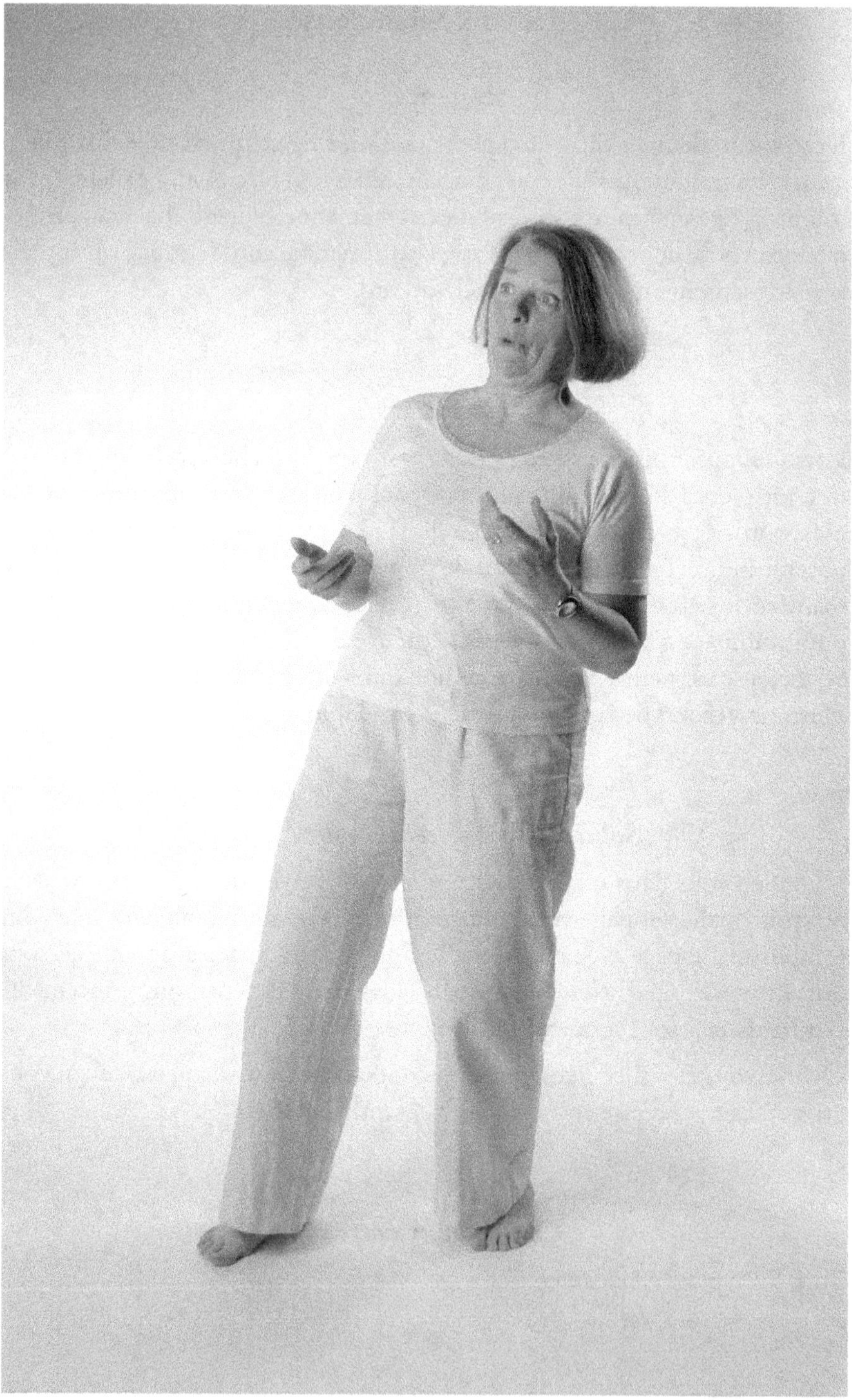

Le Frein

Description

Le Frein est connu pour son intonation saccadée et pleine d'interruptions, comme s'il avait une sorte de frein intérieur et l'appliquait constamment. Certaines personnes ayant ce type de voix s'arrêtent au milieu des phrases et ne les finissent pas. D'autres s'arrêtent, puis finissent la phrase, mais avec des bégaiements et des arrêts qui rendent l'écoute attentive difficile pour un interlocuteur. La voix a un registre moyen, mais est perturbée par une respiration entravée qui rend la voix tendue ou frustrée ; cela peut donner lieu à de l'enrouement, de la tension et des raclements de gorge fréquents. Le Frein est épuisant pour ceux qui l'écoutent.

Explication

Le Frein a peut-être été arrêté, au cours de sa vie, dans une situation où il souhaitait s'exprimer. Cela veut dire qu'on l'a empêché de satisfaire un besoin et que la situation a marqué sa voix au niveau psychique. Il a ensuite continué à s'empêcher lui-même de satisfaire ses besoins (par exemple celui de s'exprimer librement).

Solution : exercice Prends ce qui t'appartient

Imaginez que vous êtes une personne très avide. Déplacez-vous dans la pièce tout en exigeant différents objets et en vous en emparant de manière très avide. Prenez-les par brassées. Dans votre imagination, pensez « *Je veux tout ça* ». Ne faites pas de pauses, continuez plutôt à faire des associations d›idées le plus librement possible.

Essayez aussi d'être conscient de ce qui provoque vos arrêts au milieu d'une phrase quand vous êtes avec des gens. Quelles sont les pensées ou les sentiments qui vous habitent à ces moments-là ?

Chants pour votre type

Chansons sur les droits civils, chansons à boire, chants de marins

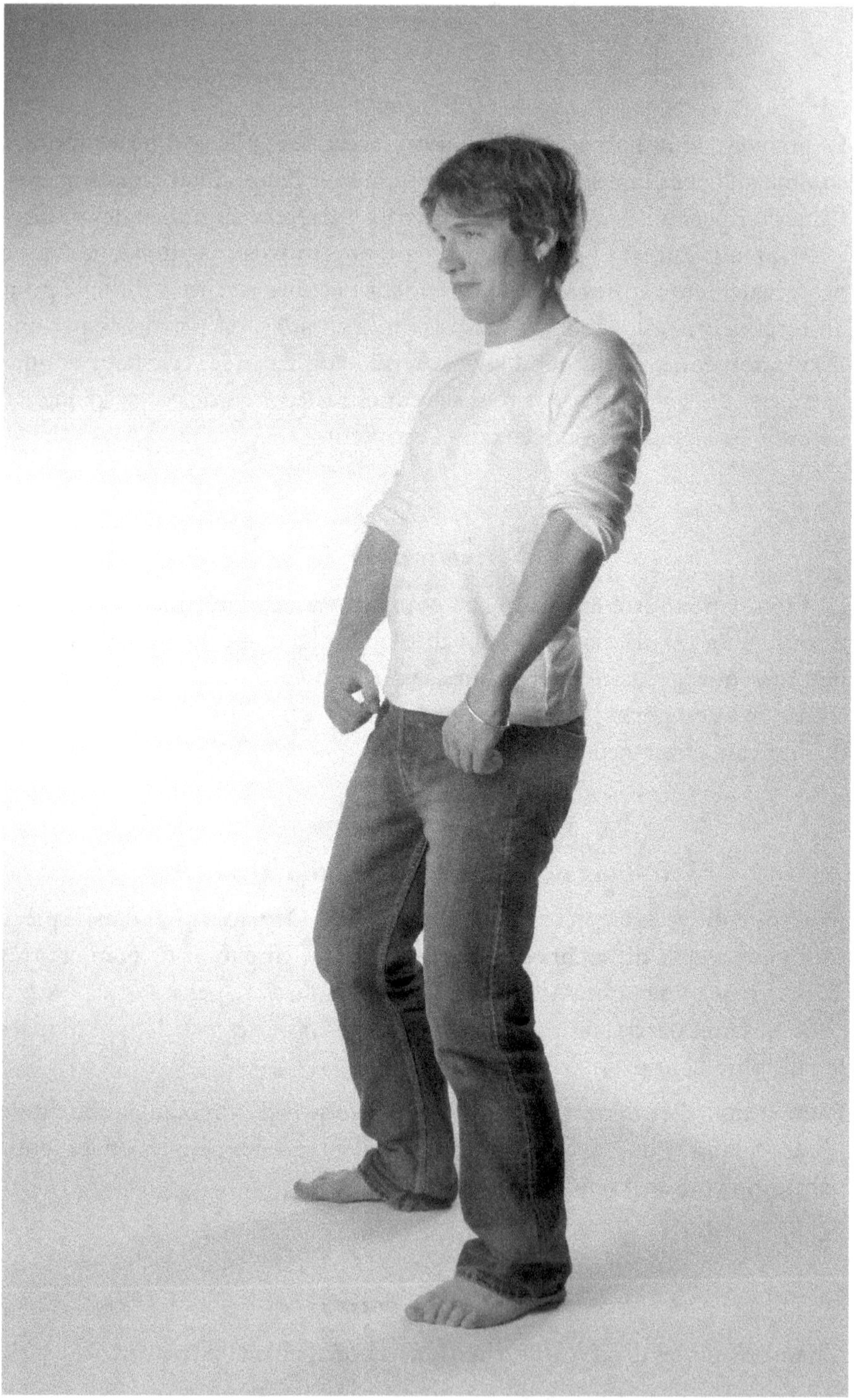

L'Obsédé du contrôle

Description

L'Obsédé du contrôle parle avec de la tension à la racine de la langue, c'est-à-dire que la langue glisse vers l'arrière de la bouche, où elle empêche l'air de circuler librement; la voix semble écrasée, comme si la personne avait une pomme de terre dans la bouche. Il est bien connu que la langue est liée au contrôle. La zone de confort vocal de l'Obsédé du contrôle est souvent basse ou très basse. Ce type de personne a besoin de se contrôler et de contrôler le monde qui l'entoure. Pour ce faire, elle retient l'énergie et évite d'aller de l'avant; retenir, c'est contrôler. En situation de groupe, l'Obsédé du contrôle a tendance à aller à l'encontre des suggestions, soit en les esquivant passivement, soit en s'y opposant activement. Il contrôle en sabotant et est capable d'empoisonner toutes les bonnes ambiances.

Explication

L'Obsédé du contrôle a de la difficulté à s'abandonner à la vie et utilise le contrôle pour obtenir l'attention qu'il désire profondément, même si cette attention est négative. Les personnes ayant ce type de voix exercent en particulier un contrôle sur leur colère et sur leur tristesse, punissant ainsi les gens qui les entourent plutôt que de leur montrer directement leurs sentiments.

Solution : exercice de capitulation

Laissez-vous être complètement idiot. Parlez comme un ivrogne. Laissez les mots glisser vers le haut et le bas, parlez fort ou doucement, de manière complètement incontrôlée. Allez jusqu'à l'exagération : faites vraiment le fou. Vous pouvez aussi choisir une chanson et la chanter le plus mal possible; cela vous donnera beaucoup d'énergie.

Chants pour votre type

Chants érotiques, chansons à boire, chants de marins

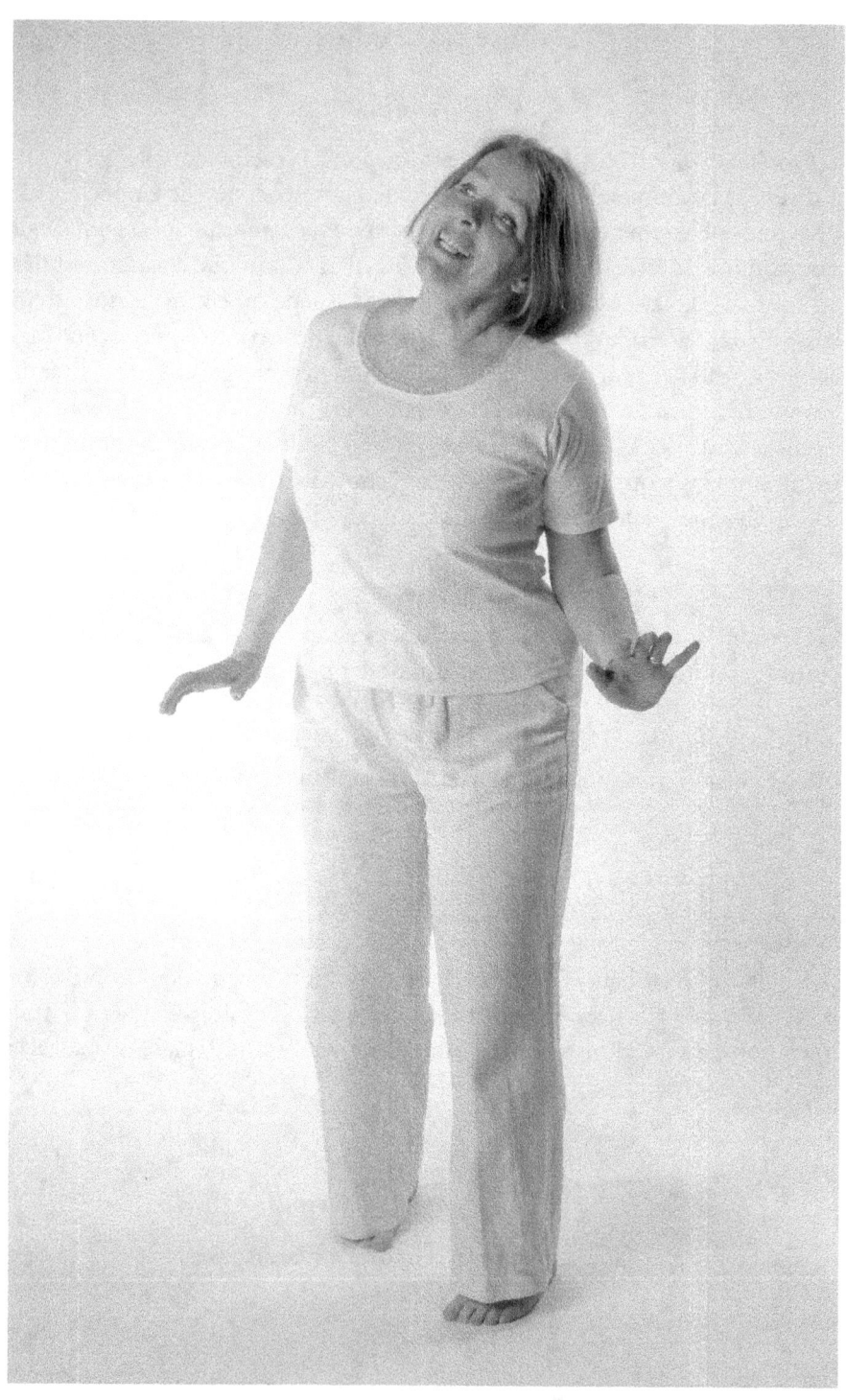

La Petite fille

Description

Comme son nom l'indique, la Petite fille parle avec la voix d'une enfant. Le registre est haut et la voix est fine, faible ou criarde. La Petite fille peut parfois sembler innocente ou douce comme un agneau. Elle confie ses responsabilités aux autres.

Explication

La Petite fille obtient certainement beaucoup en parlant de cette manière, mais lorsque ce sont des femmes d'un certain âge qui parlent ainsi, il y a quelque chose qui ne va pas. Ce type de personne a peur de grandir et de prendre ses responsabilités. De manière générale, elle tient à rester dans un ancien rôle, et cela pour de nombreuses raisons. Essentiellement, elle n'ose pas sentir et prendre au sérieux les signaux que lui envoie son corps, ou encore elle n'ose peut-être pas reconnaître du tout son corps tel qu'il est.

Solution : exercice de sensation

Essayez tout d'abord d'être consciente de vos pieds et de vos jambes. Mettez-vous debout, donnez quelques coups de pieds et secouez les jambes pour les détendre. Ensuite balancez doucement les hanches, comme pour une danse du ventre. Utilisez maintenant votre voix basse sur une voyelle telle que [a] ou [o] et chantez une chanson que vous connaissez bien. Faites-en un chant charmant et séducteur.

Chants pour votre type

Chants contestataires, chants érotiques, chants de supporters

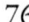

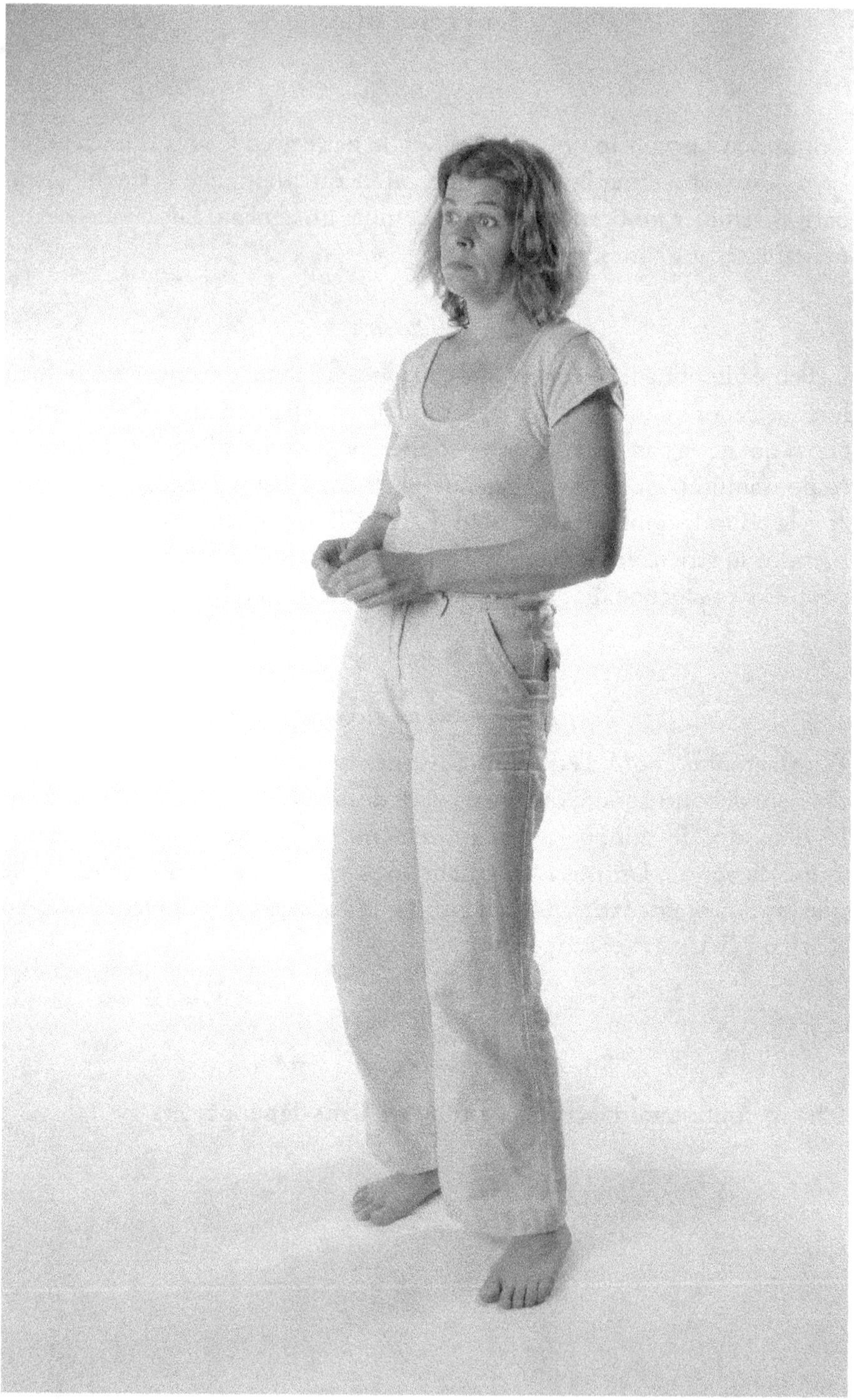

Le Marmonneur

Description

Le Marmonneur parle de manière peu claire et imprécise, avec une voix faible, dans un registre moyen ou bas. La plupart du temps, l'interlocuteur doit faire des efforts pour entendre et comprendre ce que dit le Marmonneur et, par conséquent, il s'irrite souvent. Le Marmonneur reçoit donc généralement une réaction négative à ce qu'il dit.

Explication

Le Marmonneur est souvent peu sûr de lui et timide. Les personnes ayant ce type de voix semblent s'excuser de prendre de la place et manquent de confiance en elles. Le Marmonneur se fait plus petit qu'il ne l'est vraiment et renforce constamment sa tendance négative : s'il continue à recevoir des réponses négatives d'autrui, ça doit être parce qu'il ne vaut rien. Il est certain que ce type de personne a été confronté au refus ou à la colère de ses parents et continue, à travers son marmonnement, à s'excuser d'exister.

Solution : exercice Cracher au-dehors

Commencez par vous étirer, puis faites quelques respirations profondes; veillez à bien expirer complètement. Prenez un livre (n'importe lequel) et commencez à lire à haute voix. Articulez chaque son de manière extrêmement claire et en augmentant progressivement le volume. Faites ensuite une liste d'injures comprenant aussi les pires mots que vous connaissez. Lorsque vous les avez tous écrits, levez-vous et commencez à les cracher. Utilisez la force de votre voix et hurlez-les en les articulant clairement.

Chants pour votre type

Récitatifs, odes héroïques, hymnes, ballades, chants militaires

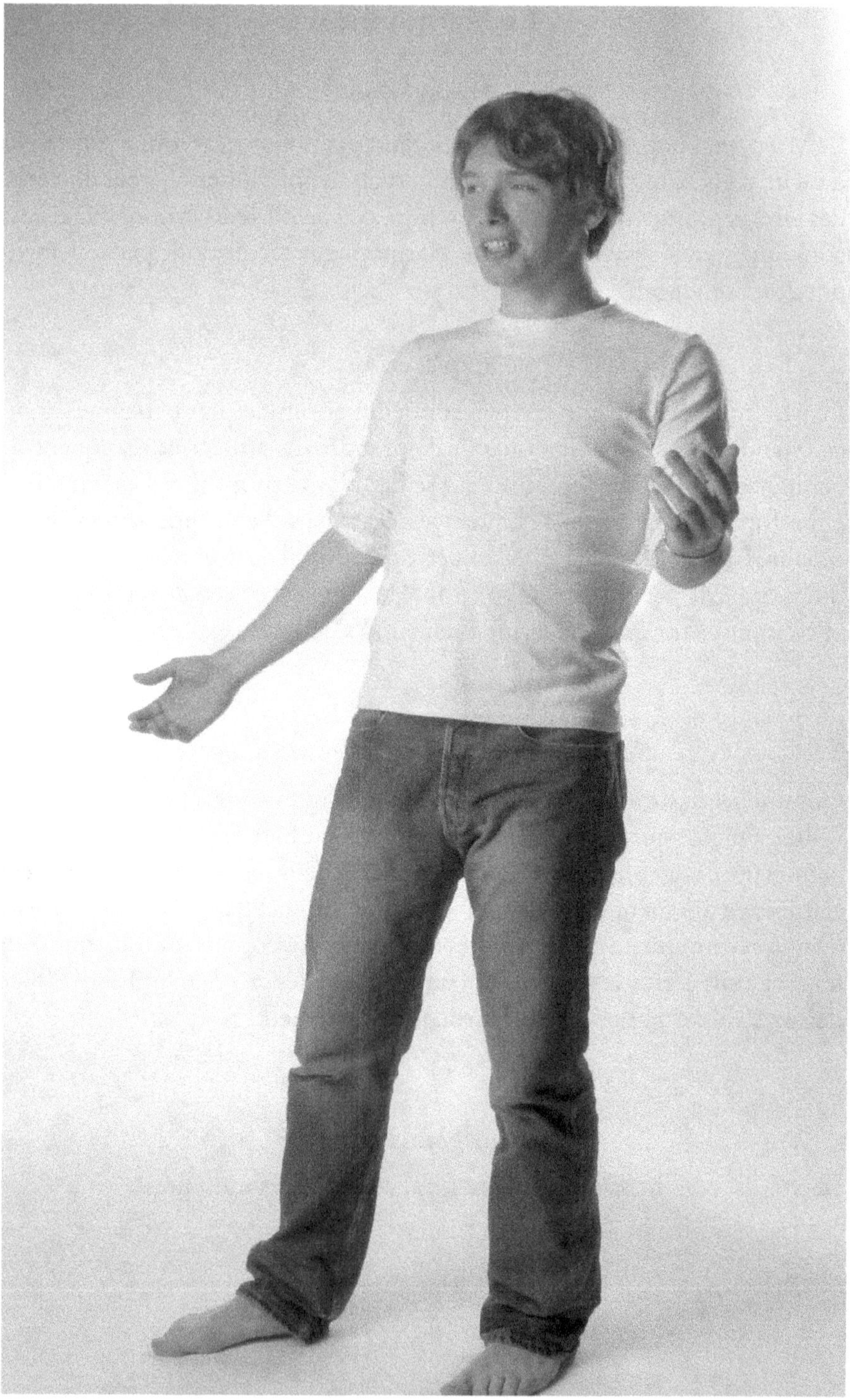

Le Trombone

Description

Le Trombone parle avec force dans un registre moyen ou haut. Les personnes ayant ce type de voix se remarquent en général facilement au sein d'un groupe, car on entend souvent qu'elles. Le Trombone a tendance à exagérer presque tout et, si quelqu'un tente de l'interrompre, il parle simplement plus fort. Son point faible, c'est qu'il n'est pas en contact avec ce qui l'entoure, c'est-à-dire qu'aucun dialogue n'a lieu. Le Trombone est seul sur scène, il parle trop fort et trop longtemps, sans jamais écouter.

Explication

Le Trombone est semblable à la Cascade. En vérité, il se sent petit et négligé. Mais le Trombone est plus en colère et plus têtu, alors que la Cascade est plus nerveuse. Le Trombone a été lui-même noyé et se venge maintenant en utilisant son propre style agressif. Il se débarrasse d'une bonne partie de son énergie enragée en écrasant tout le monde sur son passage, mais obtient rarement un contact fructueux et partagé. Le Trombone noie les autres, mais il se noie aussi lui-même, ainsi que ses sentiments les plus profonds.

Solution : exercice Créer de l'espace

Prenez une voix d'enfant. Essayez d'imiter un personnage de dessin animé comme par exemple Donald ou Mickey. Chantez une chanson pour enfants de cette manière. Écoutez les voix dans les dessins animés pour vous inspirer.

Quand vous êtes avec d'autres personnes, exercez-vous à parler dans le même registre, au même volume et au même tempo qu'elles. Exercez-vous à rencontrer les autres personnes là où elles sont.

Chants pour votre type

Berceuses, chansons pour enfants, chants populaires

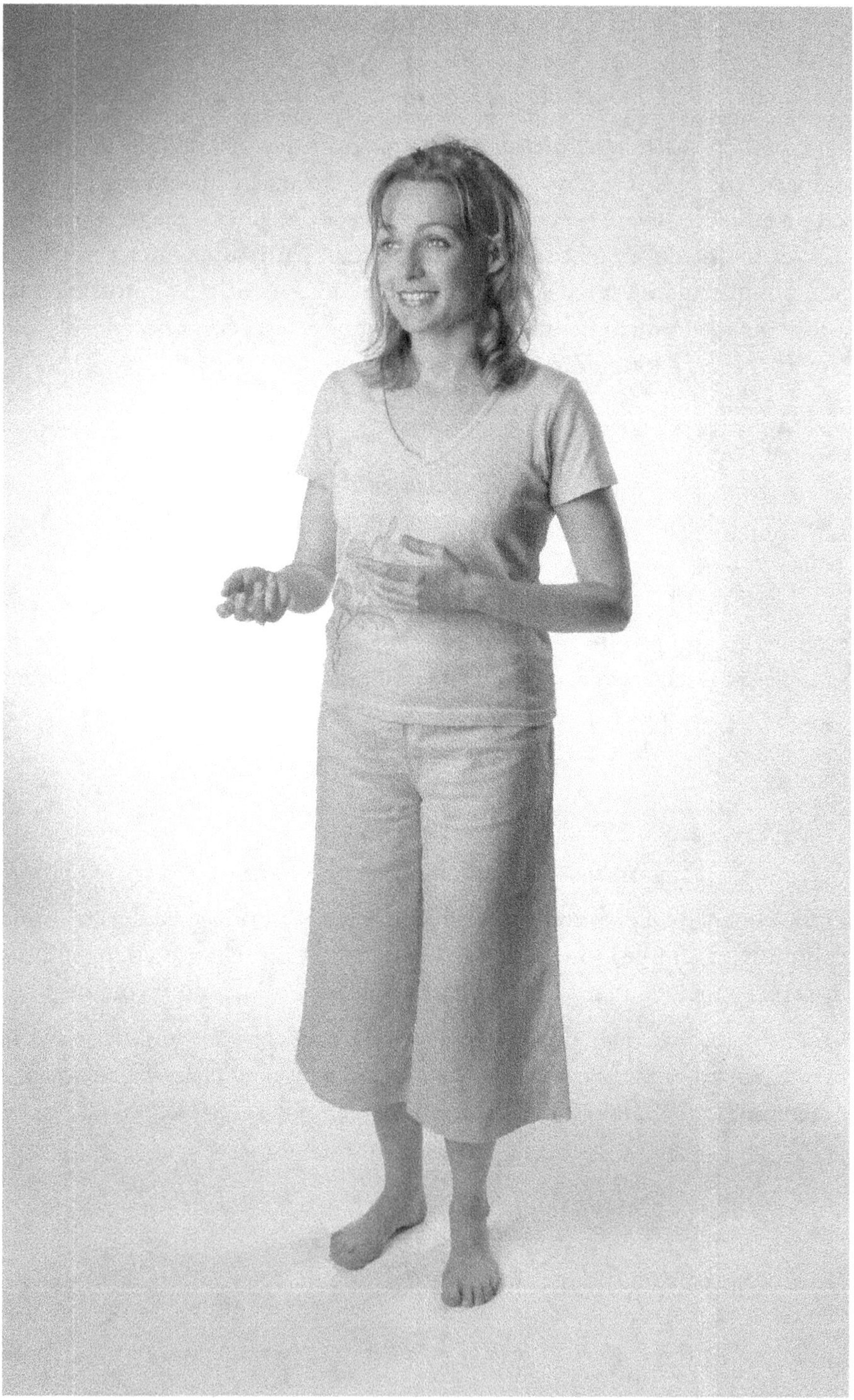

La voix Soirée mondaine

Description

La voix Soirée mondaine parle de manière circonspecte, calme et superficielle. La voix est généralement haute ou moyennement haute. Sa manière de parler peut sembler impersonnelle et sujette aux clichés. Elle n'exprime pas ses sentiments, mais est anonyme et se cache derrière une façade. Il s'agit donc d'une voix dont on se souvient peu. Le problème de la voix Soirée mondaine, c'est qu'elle est tellement déconnectée de ses sentiments, que sa vie est devenue stérile et qu'elle a de la difficulté à ressentir quoi que ce soit. Nous trouvons beaucoup de personnes ayant ce type de voix chez les tyrans mesquins des bureaux, les hôtesses et les personnalités de la télévision et de la radio.

Explication

Il s'agit souvent d'une personne qui a supprimé ses sentiments profonds de manière tellement efficace qu'elle ne parvient plus à les remarquer ou même à les reconnaître. Elle risque donc de devenir raide, rigide et insensible. Il y a une forte crainte de la vie intérieure, qu'elle contrôle en se protégeant par l'anonymat.

Solution : exercice du prédateur

Imaginez que vous êtes un prédateur, comme par exemple une panthère. Déplacez-vous à quatre pattes sur le sol en prêtant attention à votre corps. Commencez par une respiration audible et animale; ajoutez ensuite des grognements sauvages, dangereux et profonds. Osez jouer et laissez sortir votre spontanéité.

Chants pour votre type

Chants contestataires, chants de travail, chansons à boire, chants héroïques

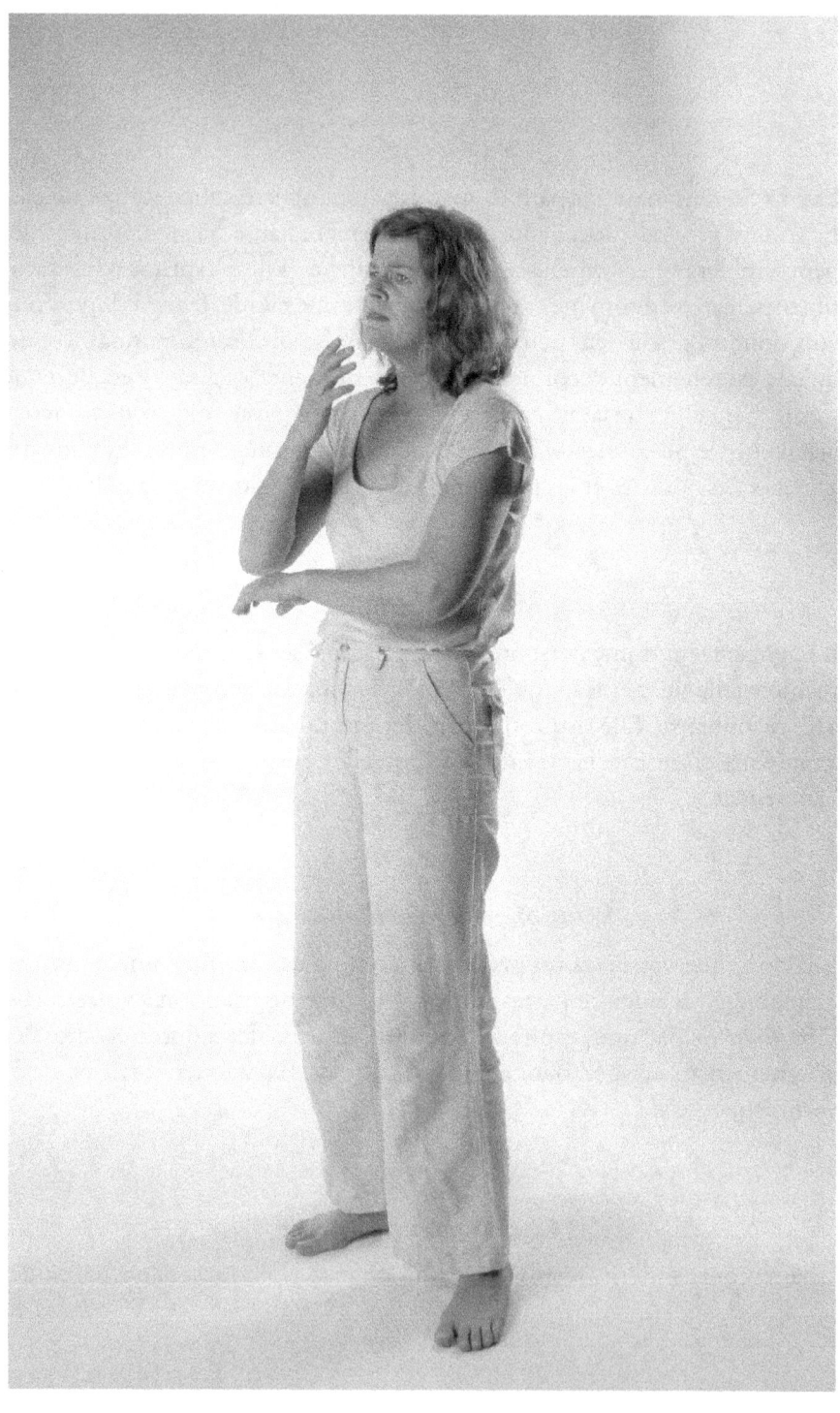

La voix Rauque

Description

Quand il n'y a pas de problèmes vocaux physiologiques, le fait d'avoir la voix rauque est un comportement acquis, ce qui veut dire qu'un aspect psychique est en jeu. On peut avoir la voix rauque de manière plus ou moins chronique, c'est-à-dire que l'enrouement va et vient. La voix Rauque s'identifie toujours par un son plein d'air, rude et indistinct. Les cordes vocales ne se ferment pas et il y a de l'air dans la voix, ce qui la fait disparaître ou l'amenuise.

Explication

Les raisons pour lesquelles les personnes de ce type ont des extinctions de voix ou la voix rauque sont nombreuses. De petits chocs, le surmenage et le stress peuvent les empêcher d'exprimer leurs émotions, ce qui s'inscrit parfois dans la voix. Si une personne de ce type ne peut pas s'exprimer pendant une longue période, elle risque d'avoir des rhumes, des inflammations ou un enrouement chronique. L'enrouement est toujours la manifestation de sentiments qui n'ont pas été exprimés ou qui ne sont pas résolus.

Solution : exercice de chant

Commencez par fredonner une chanson de votre enfance. Imaginez votre voix comme celle d'un enfant, avant qu'elle ne commence à devenir rauque, et voyez si vous pouvez la retrouver. Choisissez ensuite un autre chant et chantez-le comme vous le feriez pour un enfant : doucement, calmement et avec sentiment.

Chants pour votre type

Chants religieux, hymnes, chants de louange

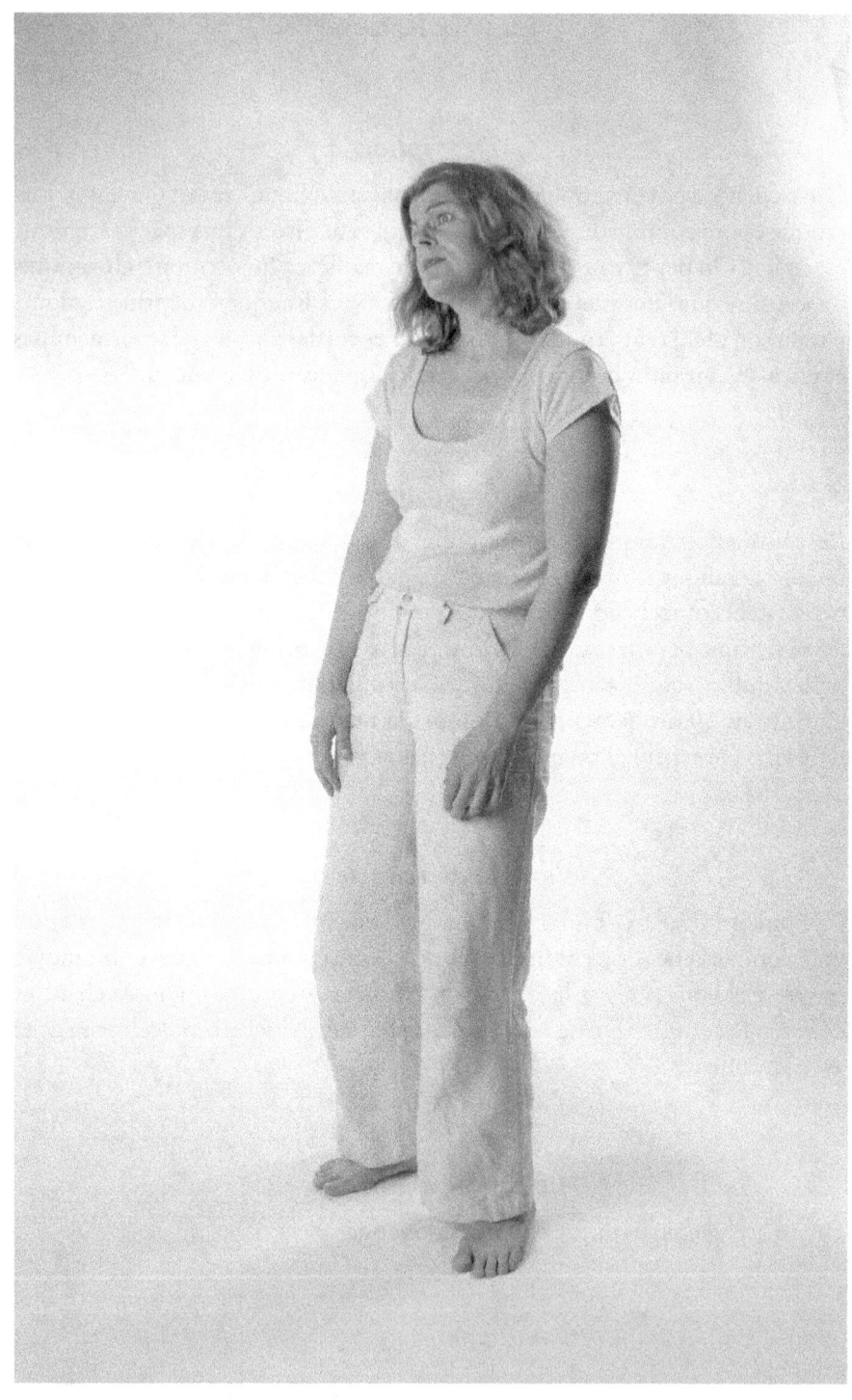

Le Pauvre de moi

Description

Les personnes ayant une voix de type Pauvre de moi parlent souvent à un registre haut avec une voix fine. Leur ligne vocale est descendante, lente et habitée par des soupirs, des plaintes et des gémissements. Nous pouvons les reconnaître en pensant aux enfants qui essaient d'obtenir quelque chose de spécial de leurs parents ou qui ont besoin d'attention et de réconfort. Ce type joue à être démuni et sa voix devient petite et pathétique. Il arrive que des personnes âgées adoptent ce rôle pour obtenir des choses qu'elles ne parviennent pas à se procurer toutes seules parce qu'elles sont trop vieilles et faibles.

Explication

Le type Pauvre de moi n'est en fait pas pauvre du tout : il a beaucoup de volonté et de pouvoir. Il utilise toutefois ces attributs pour manipuler les personnes. Il joue à la victime et fait appel à toute l'équipe de secours disponible au monde. La solution consiste bien sûr à cesser de jouer à la victime de manière à pouvoir communiquer ses besoins de manière claire plutôt qu'en manipulant les autres pour les satisfaire.

Solution : exercice Se vanter

Choisissez certaines de vos vertus et vantez-vous en. Dites : Je sais bien... Par exemple « Je sais bien cuisiner, lire des histoires » etc. Choisissez ensuite une chanson que vous connaissez et chantez-la comme un vantard ou un ténor très connu. Exagérez l'effet. Si vous pouvez le faire pendant que d'autres personnes vous écoutent, c'est encore mieux.

Chants pour votre type

Chants érotiques, chants de louange, odes héroïques

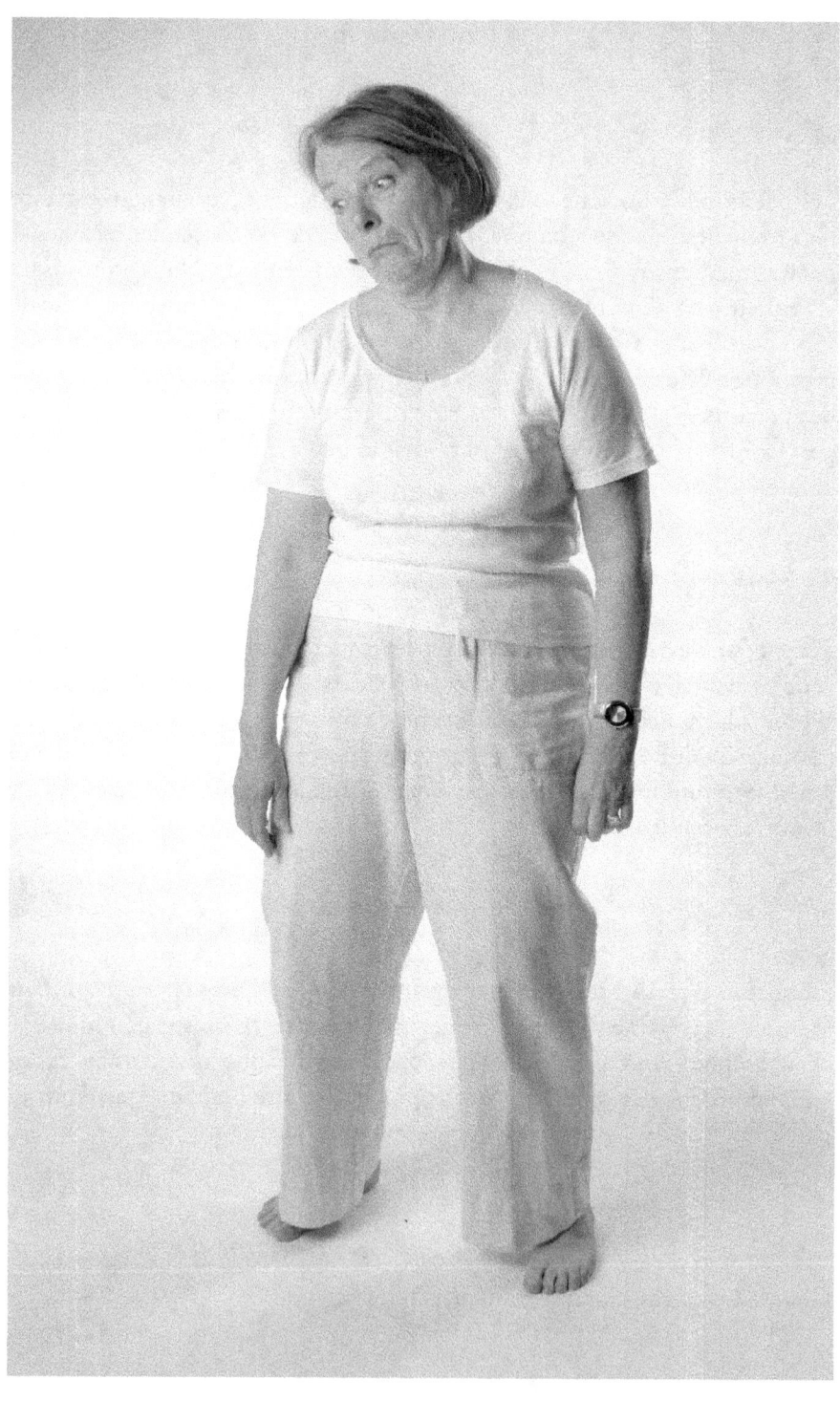

Le Rabat-joie

Description

Le Rabat-joie parle dans un registre bas ou moyen, avec une tendance à enfoncer la voix vers le bas. De la même manière, il étouffe autrui et tue la vie de tous les projets. Le Rabat-joie est restrictif et méticuleux ; on le trouve souvent dans des professions à haute responsabilités où « faire son devoir » est considéré comme fondamental, comme par exemple dans les bureaux gouvernementaux, les organismes fiscaux, les agents de stationnement, etc.

Explication

Le Rabat-joie est plein d'amertume et de colère, peut-être même de haine. Cela peut être dû à une incapacité de reconnaître et d'écouter ces sentiments forts pour les adresser ensuite à leur cible réelle, par exemple à la figure du père. Il manifeste donc cette colère et ce mécontentement partout autour de lui, provoquant ainsi de la souffrance à toutes les personnes qui l'entourent.

Solution : exercice du champagne

Imaginez que votre voix est une bouteille de champagne que l'on ouvre. Commencez par une note relativement basse, sur la voyelle [o] et laissez votre voix glisser lentement vers le haut pour finalement la libérer complètement. Afin d'encourager ce mouvement de la voix, illustrez-le avec vos bras, comme si vous enleviez rapidement un chandail, le passant sur votre tête pour le lancer ensuite vers le côté. Répétez cet exercice plusieurs fois.

Chants pour votre type

Chants joyeux, chants de marins, chants érotiques

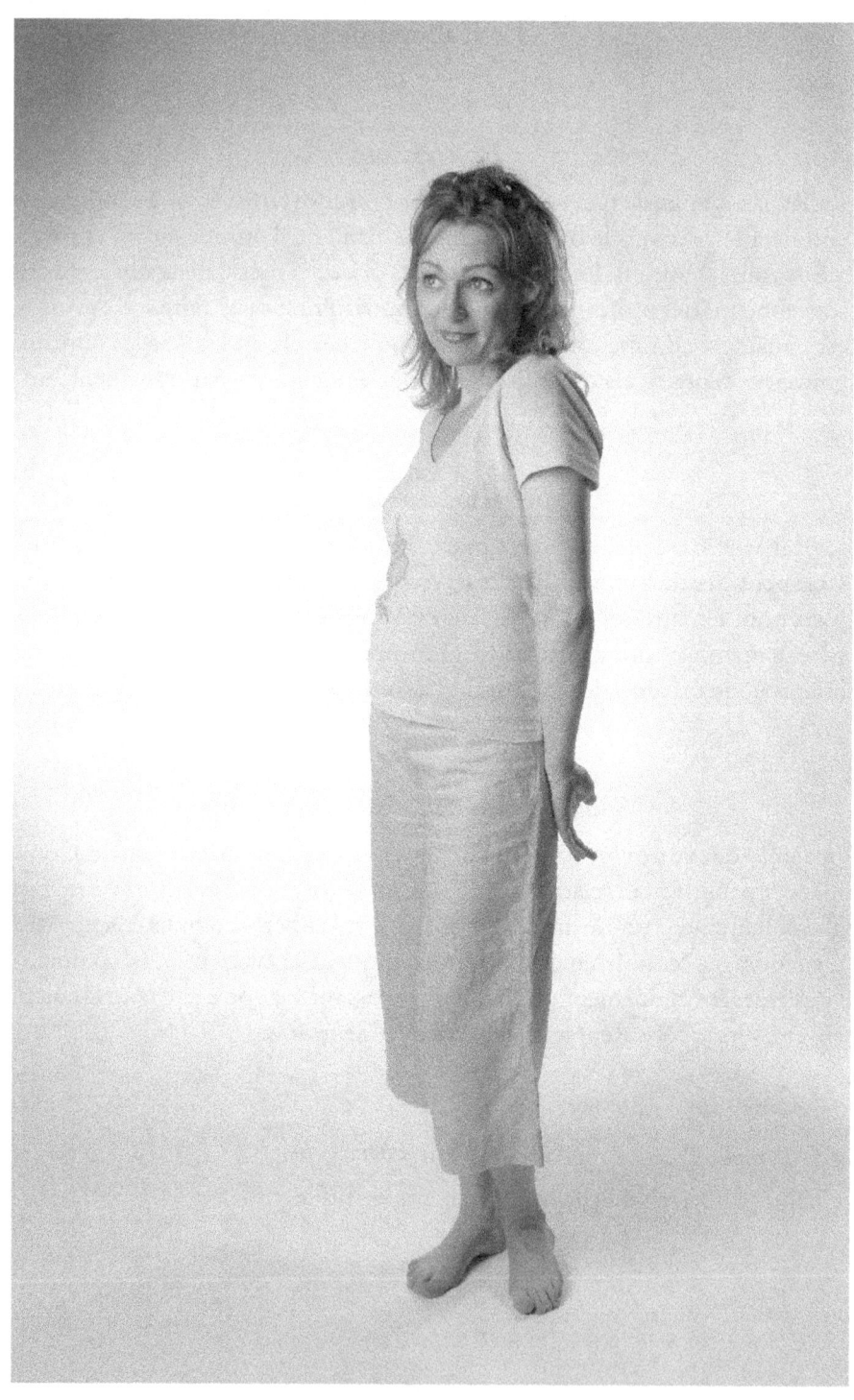

Le Mendiant

Description

Le Mendiant parle d'une voix tranquille à une hauteur moyenne. Il vous caresse de sa voix sucrée et douce, séduisante et gentille, avec son tempo calme et des pauses stratégiquement efficaces. Le Mendiant manipule les personnes qui l'entourent en leur donnant ce dont elles ont besoin. Le Mendiant, comme le Pauvre de moi, sait parfaitement se rendre irrésistible. Il se montre soumis pour obtenir ce qu'il veut, tout en donnant à son interlocuteur le sentiment d'être un bienfaiteur important.

Explication

Les personnes capables de pratiquer cet art unique ont probablement appris à le faire par nécessité. Si nous ne pouvons pas satisfaire nos besoins à travers des messages directs, nous devons apprendre à manipuler les gens. Le Mendiant a probablement été rejeté de manière répétée et n'a donc pas pu s'affirmer. Ou encore, il s'agissait peut-être de la forme d'expression habituelle dans l'entourage où il a grandi, par exemple si sa mère était soumise à un père tyrannique. Le Mendiant a besoin de reconnaître ses besoins et de compter sur lui-même pour les satisfaire plutôt que de devoir mendier pour obtenir ce qu'il veut.

Solution : exercice du dictateur

Exercez-vous à chanter une chanson ou à lire un texte sur un ton de voix de commandant. Soyez direct et exigeant, comme un dictateur ou une Mère supérieure. Chantez et parlez avec force. Essayez aussi de le faire en disant n'importe quoi.

Chants pour votre type

Chants contestataires, chants de travail, chants de supporters

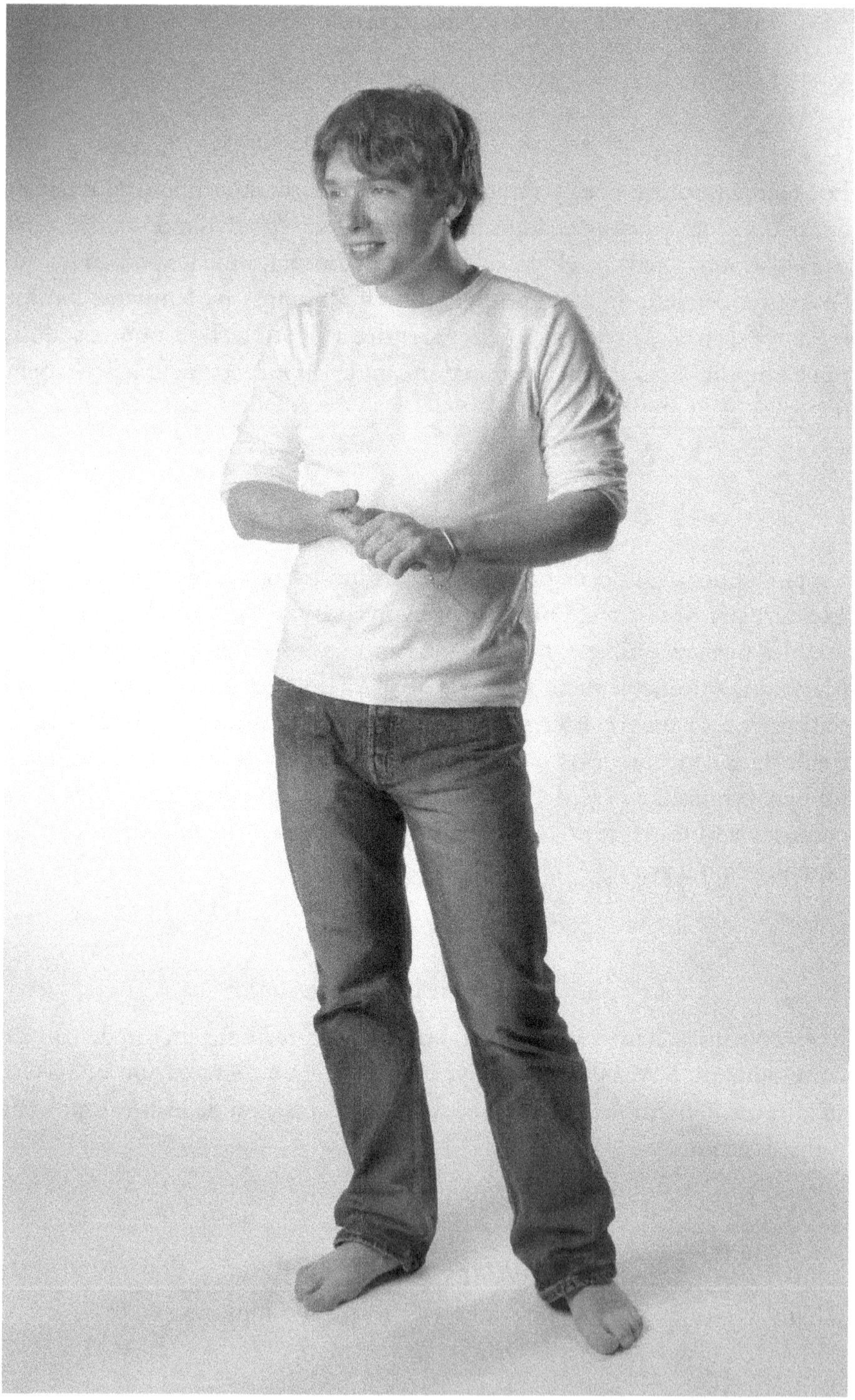

Le Séducteur

Description

Le Séducteur est maître dans l'art de la séduction. Les personnes de ce type parlent avec une voix basse et feutrée, comme Jack Nicholson s'il s'agit d'un homme ou comme Marilyn Monroe s'il s'agit d'une femme. L'un comme l'autre parle souvent avec une voix légèrement voilée, à un tempo calme et charmant. Ce type de voix peut nous pénétrer profondément sans qu'on s'en aperçoive. Même dans des situations extrêmement dangereuses, le Séducteur est capable de créer un lien personnel en utilisant sa voix incroyablement intime et apparemment digne de confiance.

Explication

Le Séducteur est le plus subtil des manipulateurs. Il semble très sûr de lui, mais est parfois totalement inconscient des méthodes dont il se sert pour séduire les gens. Le Séducteur peut pénétrer bien au-delà des frontières d'une personne avant même que l'un ou l'autre en soit conscient. Le fait d'avoir tant de pouvoir sur autrui renforce son sentiment d'identité. Ce type de pouvoir ou de séduction est simplement une manière de recevoir l'approbation de son entourage, bien que le Séducteur n'en soit généralement pas conscient. Il a probablement supprimé ses propres besoins et a peut-être peu d'estime de soi.

Solution : exercice de refroidissement

Prenez un journal et imaginez que vous lisez les titres du jour au télé-journal du soir. Faites-le de manière froide et réservée, avec de la distance dans la voix; essayez ensuite de chanter une chanson, toujours de manière anonyme et précise. Exercez-vous tous les jours et voyez quel effet cela a sur vous. Faites-le aussi avec d'autres gens en jouant le rôle d'une personne calme et recueillie.

Chants pour votre type

Chants religieux, hymnes, chants patriotiques

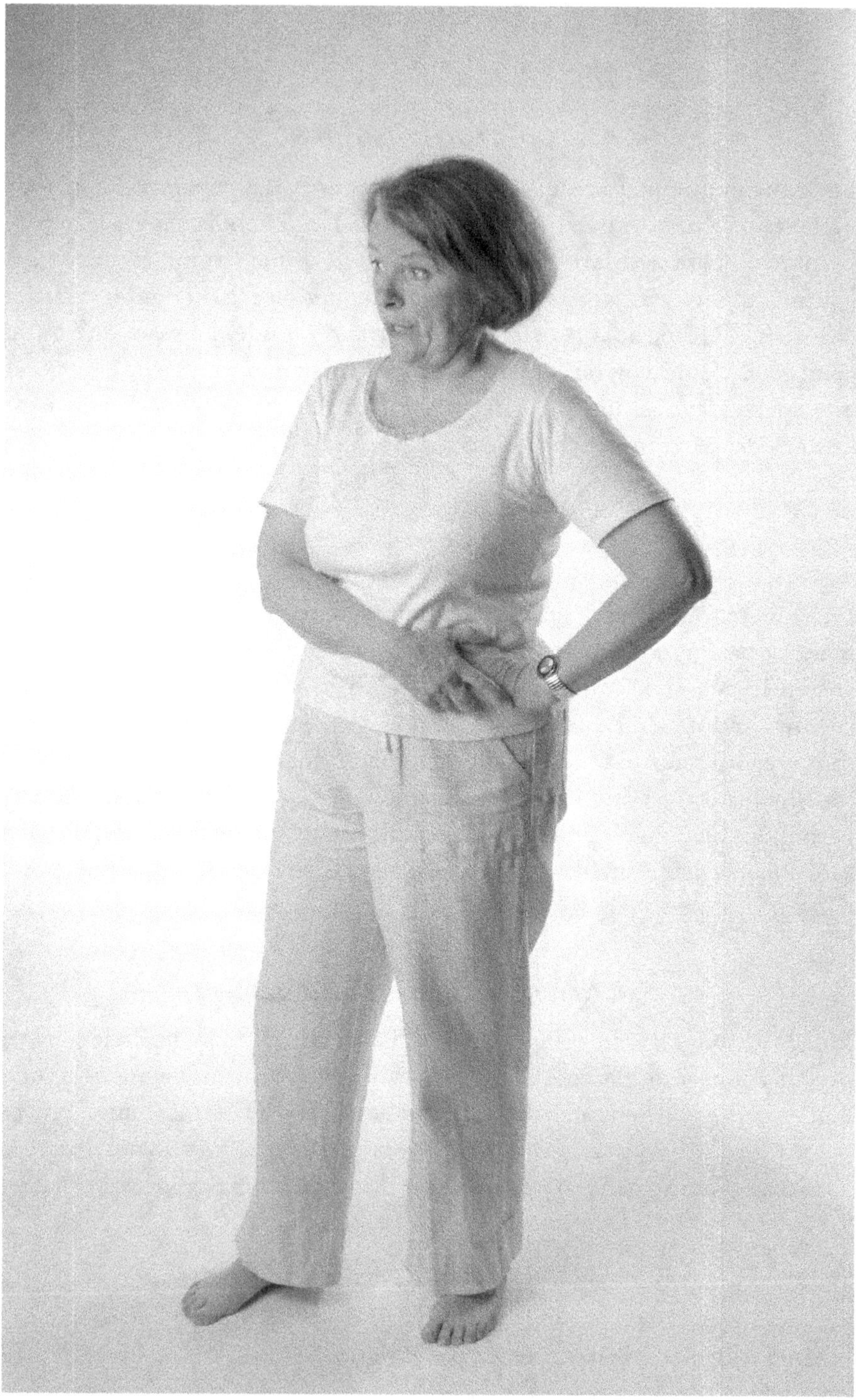

Le Racleur de gorge

Description

Le Racleur de gorge a, comme son nom l'indique, la mauvaise habitude de s'éclaircir la voix et de tousser discrètement, ce qui peut être très irritant pour ceux qui l'entourent. C'est souvent dans certaines situations très spécifiques qu'il a besoin de racler les surfaces de sa gorge. Beaucoup de gens se raclent la gorge, généralement de manière inconsciente. Cela peut fatiguer et abîmer les cordes vocales.

Explication

Le désir de s'éclaircir la voix provient de quelque chose qui a de la peine à sortir. Il s'agit d'un message caché. Souvent, le Racleur de gorge ne s'est pas exprimé ou à de la difficulté à le faire. Le raclement de gorge peut être accompagné par une grande insécurité, de la colère réprimée, de petites plaintes, de l'irritation et une forte envie de critiquer. De manière générale, il y a de la colère due au fait de ne pas être écouté et pris au sérieux. Certains Racleurs de gorge peuvent aussi sembler très arrogants et sûrs d'eux, et utilisent leurs raclements pour attirer l'attention, ce qui peut être extrêmement agaçant.

Solution : exercice Chanter pour s'éclaircir la voix

Mettez-vous debout avec les pieds parallèles et séparés. Respirez tout d'abord profondément plusieurs fois et relaxez-vous. Imaginez-vous ensuite que vous devez vous racler la gorge et remarquez la sensation que cela suscite en vous. Remarquez comme vous contractez l'estomac et fermez le flux d'air. Laissez maintenant sortir un peu d'air en soupirant profondément. Faites-le plusieurs fois. Chantez ensuite haut et fort une chanson que vous aimez et que vous connaissez bien. Faites-le plusieurs fois, en particulier lorsque vous avez la sensation que vous devez vous éclaircir la voix.

La situation ne vous permettra pas toujours de vous lever et de chanter. Dans ce cas, il vaut mieux pour votre voix que vous toussiez franchement plutôt que de vous racler sans cesse la gorge.

Chants pour votre type

Chants contestataires, chants de bataille, odes héroïques

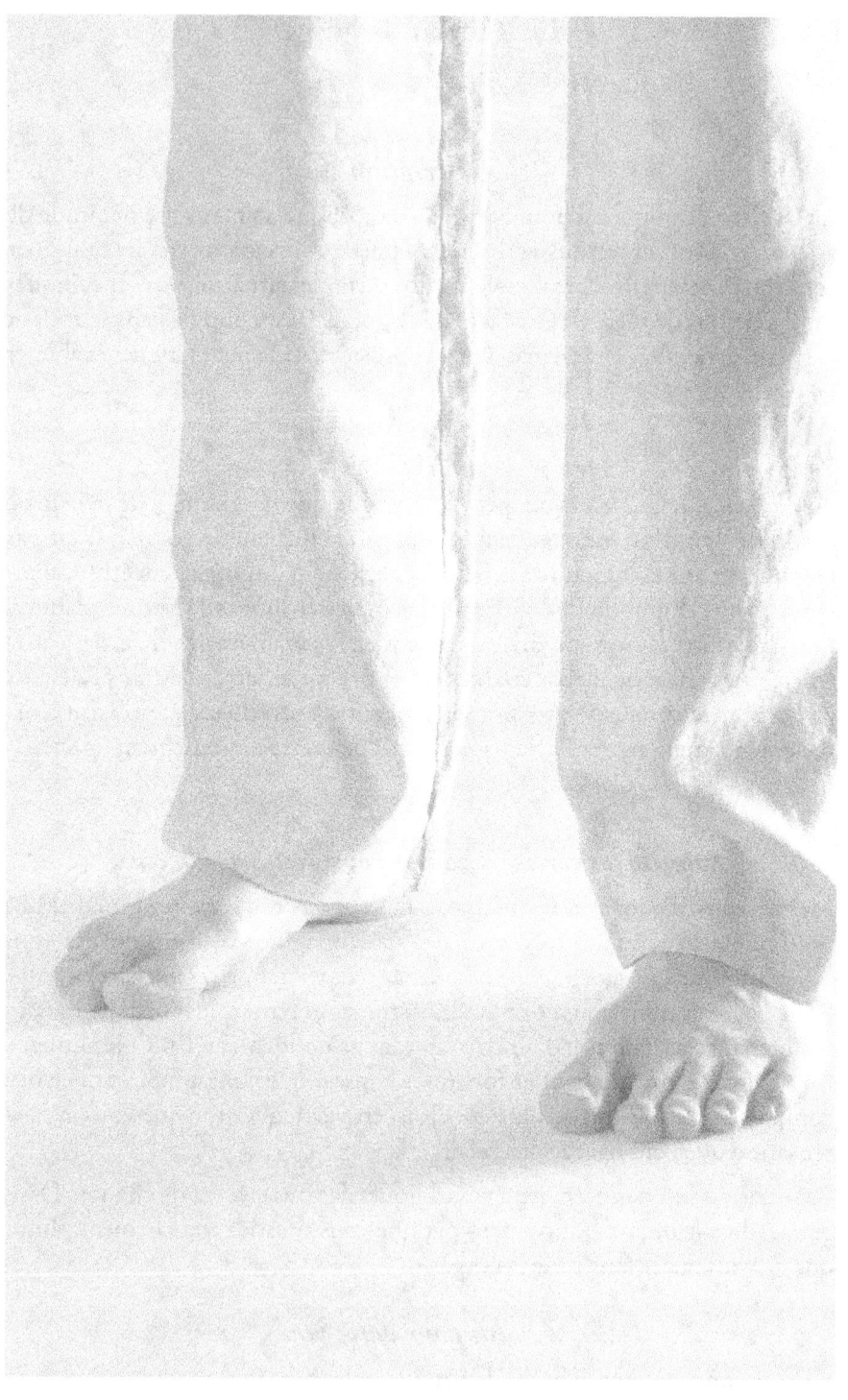

CHAPITRE 7

QU'ARRIVERA-T-IL LORSQUE JE COMMENCERAI ?

Comment travailler avec votre type de voix

1. Tôt ou tard, la plupart des gens ont le sentiment d'être cantonnés à un certain rôle. Ils se retrouvent constamment dans la même situation avec les mêmes types de personnes, par exemple une directrice qui les manipule. Ils ne cessent de retomber dans le même rôle. Cela peut être le cas, par exemple, de l'Écho qui se laisse manipuler avec complaisance.

2. Découvrez quel rôle vous jouez et examinez en détail ce qu'il vous amène à faire. Ensuite, exagérez-le. Par exemple, si votre tendance est d'avoir une ligne vocale descendante, exagérez-la en la rendant encore plus basse, encore plus poussée, et observez ce qui se passe. En général, ces rôles ont été appris très tôt et agissent à un niveau totalement inconscient; il est donc important de remarquer l'effet qu'ils ont sur vous.

3. Il existe un pôle opposé pour chaque rôle; cherchez le vôtre. Si vous êtes une Petite fille, il vous sera peut-être utile de jouer au grand méchant Loup. Je vous conseille d'expérimenter tout d'abord mentalement; tentez de créer un dialogue intérieur entre vos deux opposés. Que se disent-ils l'un à l'autre ? Essayez d'écrire ce dialogue. Ensuite, dans des situations sûres, en compagnie de personnes que vous connaissez très bien, essayez de jouer avec vos opposés. Dites-vous : « Maintenant je vais essayer de jouer à la voix Silencieuse ». Prévoyez bien la durée de manière à ne pas en faire trop au début. Quand vous êtes avec des gens, prenez cinq minutes tout au plus pour essayer de jouer le rôle de votre nouvelle voix. La vie est une pièce de théâtre dans laquelle nous sommes aussi bien comédien que metteur en scène. Donnez-vous la permission d'utiliser beaucoup plus de nuances et de facettes de votre personne, cela augmentera votre vitalité.

4. Lorsque vous réussissez mieux à vous mouvoir entre vos différentes voix et vos différents aspects, commencez à sauter de l'un(e) à l'autre. Exercez-vous à passer d'un rôle à son pôle opposé, même en compagnie d'autres personnes. Il est probable que les gens et votre entourage réagiront. Si vous en êtes capable et si la situation le permet, exagérez et poussez les rôles à l'extrême. Amusez-vous, faites en sorte que les personnes qui vous entourent s'en aperçoivent. Peut-être que vous vous éveillerez et éveillerez en eux quelque chose de nouveau. Vous pouvez aussi expliquer ce que vous faites à vos collègues et amis, mais il n'est pas certain que vous serez compris.

5. Lorsque vous jouez un rôle et son opposé, vous consacrez de l'énergie à l'apprentissage d'une chose entièrement neuve. Vous donnez le jour à une vie nouvelle et à une soudaine liberté de choix. Autrement dit, vous n'êtes plus lié à votre rôle comme avant.

Se défaire d'une habitude

N'oubliez pas que vous êtes sur le point de vous débarrasser d'une habitude qui a peut-être le même âge que vous; ne soyez pas trop dur avec vous-même si vous n'y parvenez pas tout de suite. Lorsque vous improvisez avec votre voix, donnez-vous du temps, y compris pour faire des erreurs. L'erreur est humaine, il suffit de recommencer. N'essayez pas d'être parfait. Donnez-vous le temps d'apprendre et de découvrir.

Faire du bruit chez soi

Pour beaucoup de gens, il est difficile de s'autoriser à utiliser pleinement leur voix chez eux. Faire du bruit est tabou, en tout cas quand il s'agit de bruits expressifs. Nous sommes souvent tellement inhibés à l'idée d'exposer nos voix que nous ne nous permettons même pas d'être bruyants dans notre propre habitation. Lorsque nous nous décidons enfin à le faire, nous craignons que nos voisins se précipitent chez nous en pensant que nous sommes en train d'égorger quelqu'un. Il vaut donc mieux planifier les moments pour expérimenter nos nouveaux sons. Décidez d'une heure et informez vos voisins de vos intentions. Choisissez des horaires où vous les dérangerez le moins possible. N'oubliez pas de profiter de votre voiture, d'une plage ou d'une forêt : il est absolument délicieux de se servir de sa voix dans la nature. Essayez d'organiser des marches sonores dans les bois ou d'autres excursions avec des personnes intéressées à ce genre de pratiques.

Idées préconçues et fantômes

Lorsque nous commençons vraiment un processus de transformation, nous nous retrouverons forcément face à face avec nos idées préconçues. Beaucoup d'entre nous, quand ils étaient enfants, ont été accusés de chanter faux et envoyés au fond de la classe avec leurs compagnons de misère. Certains ont été blessés si profondément qu'ils n'ont plus jamais osé ouvrir la bouche pour chanter. Lorsque nous nous autorisons enfin à utiliser de nouveau notre voix, ces problèmes non résolus remontent à la surface. Considérez alors ces fantômes comme une occasion pour résoudre ces problèmes et pour vous en libérer. Au moment où les fantômes apparaissent à la lumière, ils perdent tout leur pouvoir.

Résistance intérieure

Lorsque nous souhaitons profondément changer et avancer dans notre développement, nous risquons aussi de nous heurter à nos résistances intérieures. C'est comme si une part de nous souhaitait croire en la vie et en les possibilités qui se présentent à nous quand nous écoutons notre amour et notre inspiration, alors que l'autre part ne coopère pas du tout. Bon nombre d'entre nous sont encore influencés par les clichés tels que « on n'a rien sans rien », « chienne de vie », « c'est trop beau pour être vrai » et autres pensées destructrices. Nous ne pouvons pas simplement éliminer ces parts de nous-mêmes, nous débarrasser de notre angoisse de vivre. Nous pouvons, par contre, choisir d'examiner notre peur et nos pensées négatives, de les accepter et ainsi de découvrir qu'elles sont généralement pleines d'énergie vitale pure. Nous pouvons aussi choisir d'utiliser notre voix intérieure, notre intuition et notre humour pour nous aider à avancer.

Offrez-vous du soutien

Soyez patient avec vous-même et offrez-vous toute l'appréciation dont vous avez besoin. Dites-vous, par exemple, plusieurs fois par jour à haute voix : « Quel dommage qu'on m'ait accusé de chanter faux. Maintenant je mérite vraiment d'utiliser ma voix pleinement et d'apprendre à la connaître ! » Demandez à vos amis de vous aider. Si vous n'avez pas encore trouvé une personne capable de vous soutenir dans ce processus, continuez à chercher. Nous sommes nombreux sur cette terre. Il n'est pas nécessaire de passer du temps avec des personnes qui ne désirent pas ce qu'il y a de mieux pour vous. De plus, n'oubliez pas de vous offrir vous-même du soutien. Entrez dans une chorale, faites un discours, participez à un cours de théâtre ou de voix, chantez à votre partenaire ou à votre enfant. Commencez là où vous en êtes et poursuivez votre quête du bonheur.

Continuez à vous encourager

Après avoir travaillé quelque temps avec votre voix, vous aurez peut-être peur de ne pas réussir à avancer ou le sentiment que vos progrès sont trop beaux pour être vrais. À un niveau inconscient, nous retombons dans nos vieilles habitudes parce qu'elles nous sont familières et nous paraissent sûres. Plus les choses avancent, plus nous créons inconsciemment de l'opposition en nous.

Notre inconscient tente de faire contrepoids. C'est à ce moment-là que nous devons faire un effort supplémentaire. Attendez-vous à ces futurs revers et continuez à vous encouragez au fur et à mesure que vous progressez. Affirmez-vous et félicitez-vous.

Récompenses pour votre travail vocal

Vous êtes maintenant conscient de votre voix dans différentes situations, ainsi que de la manière dont vous l'utilisez avec le monde qui vous entoure. De plus, vous disposez désormais d'exercices et d'idées pour changer votre voix : pour mettre au diapason votre zone de confort, votre force, votre ligne vocale, ainsi que d'autres éléments, avec votre voix authentique. Ainsi, vous ne participez plus aux jeux mentaux imposés par votre entourage et ne vous laissez plus manipuler. Ou c'est peut-être vous qui ne manipulez plus les gens. Dans les situations qui, auparavant, étaient difficiles à gérer, vous parvenez maintenant à vous adapter, ce qui vous permet de choisir en toute conscience plutôt que d'avoir un comportement compulsif. Citons l'exemple classique de la femme manipulée par un chef ayant tendance à amoindrir tous ses employés (le type Trombone). Il n'écoute jamais personne et écrase tout le monde. La femme acquiert une voix de Petite fille qui la fait disparaître dans cette situation, de sorte que le silence lui est imposé. Après un travail vocal approprié, elle est désormais capable de lui tenir tête et d'utiliser sa voix dans sa zone de confort - plus profonde et adulte - de sorte qu'elle s'affirme et évite les brimades.

Il y a aussi l'exemple de l'homme dévoué marié à une Pauvre de moi. Elle soupire et se plaint d'une voix grinçante, lui répond avec la voix contrôlée et poussée de quelqu'un qui porte le lourd fardeau de la responsabilité. Son travail vocal consistera à cesser de se sentir responsable des problèmes de sa femme, libérant ainsi sa voix et la pression qui l'habite, la rendant ainsi plus légère et libre. Cela amènera également sa femme à prendre ses responsabilités. Sa voix deviendra plus sombre et puissante.

Notre entourage ne désire cependant pas toujours les mêmes changements et les mêmes développements que nous. Il est possible que votre nouvelle voix et votre nouveau style ne soient pas forcément reçus de tous par des applaudissements. Préparez-vous donc à la réaction de votre environnement.

Prenez votre temps

Il est important de réaliser que les résultats viennent avec le temps. Considérez ce travail comme un processus précieux que vous traversez. Il vous a fallu de longues années pour apprendre la voix que vous vous êtes imposé; il vous faudra du temps pour la remplacer par une voix nouvelle et meilleure. Ayez confiance dans le processus et, surtout, soyez bienveillant envers vous-même.

Il est aussi essentiel de ne pas aller trop vite. Vous risqueriez, dans le pire des cas, de perdre des relations importantes ou indispensables pour vous. Par exemple, vous pourriez être mis à la porte si, à travers votre voix, vous établissez courageusement un duel conflictuel avec votre chef. Soyez donc prudent. Réfléchissez bien à chaque situation avant d'entreprendre des changements vocaux importants et soyez certain que vous êtes prêt à accepter les conséquences pouvant en découler.

Écoutez aussi d'autres voix

Essayez d'affiner votre conscience vocale des voix d'autrui. Quelle utilisation de la voix provoque une réaction en vous ? En quoi cela vous influence-t-il ? Peut-être qu'une voix de Loup vous fait perdre le cours de vos idées ou oublier des arguments importants que vous aviez préparés. Une cascade a-t-elle tendance à vous noyer juste au moment où vous aviez quelque chose de fondamental à dire ? Observer l'effet d'autres voix sur vous-même est aussi important que votre travail vocal.

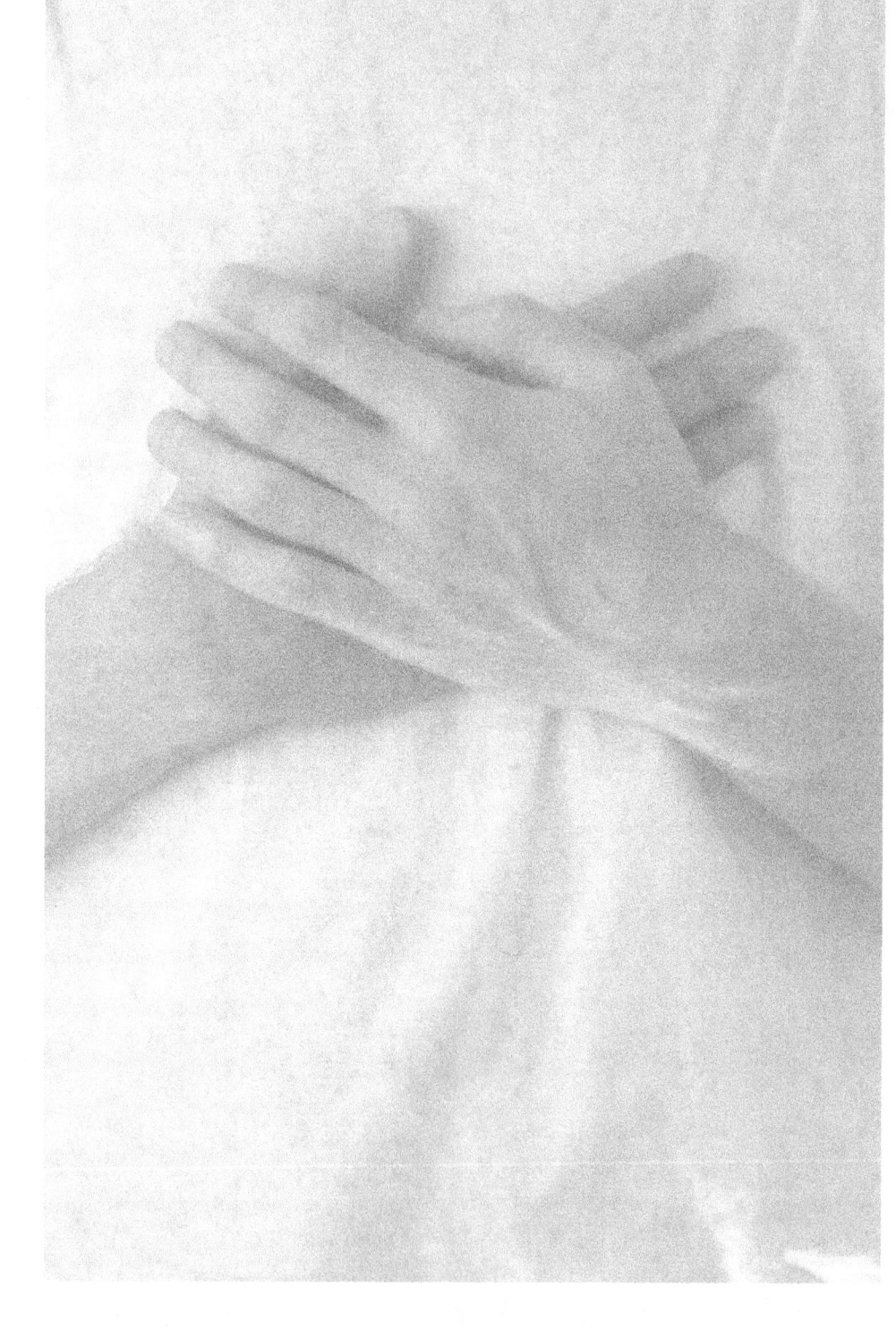

CHAPITRE 8

La voix et l'univers

Voix, dialecte et identité

À toutes les époques, les êtres humains ont formé des groupes sociaux, culturels et géographiques. Le globe est divisé en pays avec des frontières nettes, divisées à leur tour en villes, arrondissements, quartiers et rues où vivent des familles, comme dans une série d'emboîtements. Chaque famille enseigne et transmet des traditions distinctes, créant ainsi son « canevas ». Ce canevas englobe le son de la voix, le dialecte et une manière unique de parler les uns avec les autres.

Chaque pays a sa propre langue, comprise par les habitants du pays mais - par le passé en tout cas - pas par les gens du dehors. La langue est la frontière, le territoire et l'écosystème de la psyché. À travers la langue, nous définissons le groupe d'individus auquel nous appartenons. Nous vivons ici; notre son est celui-ci; notre aspect est celui-ci; nous faisons ceci; nous ne faisons pas cela. Dans un pays, il y a des régions avec leur dialecte, leur propre langue : pensez aux différences entre un bourgeois parisien, un mineur du nord et un paysan provençal. La langue révèle l'origine géographique et l'entourage, c'est-à-dire les racines. Elle indique aussi le statut et le rang : si l'on a grandi dans un quartier de villas ou dans une cité, au centre-ville ou en banlieue. La somme de ces éléments contribue à définir nos rôles et notre identité.

La langue, le dialecte et le jargon peuvent être analysés en ces termes : quelle « mélodie » est chantée ici ? Que révèle-t-elle ? Chaque fois que nous pénétrons dans une nouvelle communauté, nous devons décider si nous chanterons harmonieusement avec elle ou si entonnerons notre note unique, en sachant que cette dernière pourrait poser problème ou même nous forcer à quitter la communauté. Il existe toutefois une troisième possibilité : nous pouvons influencer le son général et, en quelque sorte, changer de tonalité.

Dans une famille, il est naturel que les enfants parlent comme leurs parents. Mais cela n'est pas tout : père et mère nous transmettent une langue et un dialecte, des expressions et des façons de parler, ainsi qu'un registre, des inflexions, un volume et une étiquette.

Combien de fois un inconnu au téléphone nous a-t-il dit : « Incroyable, c'est ton père qui m'a répondu, mais j'étais sûr que c'était toi! Vous avez pratiquement la même voix ! » Même lorsque nous commençons à faire des petits ou des grands voyages, nous sommes influencés par le son vocal et par les traditions des habitants du lieu : par exemple, un adolescent rentre parfois à la maison après des vacances d'été avec - pendant quelques jours - un « accent étranger » et une autre façon de parler.

Chaque fois que nous entrons dans un groupe, nous nous adaptons au ton utilisé, c'est-à-dire à la norme dominante. Il arrive que nous nous sentions à l'aise avec ce « ton » ou que nous devions quitter le groupe pour en trouver un autre dans lequel il nous est plus facile de renforcer notre identité.

Les voix des gens que nous aimons et que nous détestons

Tout peut s'expliquer de manière naturelle, même le simple fait que chacun de nous adore certaines personnes ou certaines voix et n'en supporte pas certaines autres.

Cela est étroitement lié à nos projections, ce qui veut dire que nous sommes souvent attirés ou repoussés par des gens qui représentent des aspects de nous-mêmes dont nous ne sommes pas conscients ou que nous n'exprimons pas. Il peut s'agir de qualités admirables que nous ne sommes pas encore conscients d'avoir ou de qualités désagréables dont nous ne sommes pas conscients et qui nous irritent donc grandement lorsque nous les rencontrons chez quelqu'un d'autre.

Par exemple, quand nous sommes attirés par le type Trombone, ce n'est pas parce que nous avons littéralement envie de noyer tout ce qui nous entoure, mais simplement parce que nous avons besoin d'améliorer notre capacité à avoir un impact et que notre inconscient le sait. Autrement dit, nous sommes attirés et stimulés par des qualités que nous possédons peut-être, mais qui n'ont pas encore leur place en nous.

Pensez à une personne que vous connaissez bien et que vous adorez ou, au contraire, que vous ne supportez pas. Lorsque nous ressentons une forte antipathie ou sympathie pour quelqu'un, c'est souvent des parties de nous-mêmes auxquelles nous ne nous sommes pas encore confrontés qui s'expriment. L'avantage des projections, c'est qu'elle nous permettent d'apercevoir des côtés de nous-mêmes dont nous ne connaissions pas l'existence, et de devenir des être humains plus accomplis en affirmant ces côtés en nous-mêmes. D'un point de vue plus philosophique, on peut dire que le développement humain se base sur la reconstruction d'un « tout » que nous avons perdu, dont nous nous souvenons tous inconsciemment et que nous désirons tous profondément; c'est également pour cela que les hommes et les femmes sont aussi obstinément attirés les uns par les autres. Ce « tout » donne lieu à une attraction constante des opposés.

L'artiste et son public : voix et humanité

Il y a aussi une bonne part de projection dans le rapport entre artiste et public. Certaines personnes pensent encore qu'il faut être un professionnel pour prendre des cours de chant. Un vaste consensus semble dire qu'il faut avant tout avoir du talent et que si vous n'en avez pas, vous êtes tout juste bon à aller écouter ceux qui en ont. Nous piégeons ainsi dans le rôle de public. Nous projetons tous nos désirs insatisfaits et nos rêves sur les interprètes que nous allons écouter. Mais de cette manière, nous nous limitons et cela pourrait vouloir dire que nous ne déployons jamais notre puissance créative, si précieuse.

L'artiste, lui, a le privilège de pouvoir tester ses limites. Il a le droit d'exprimer tous ses sentiments vils et de se comporter de manière bizarre, sauvage ou enfantine. Ces comportements, tabous dans le monde réel, sont acceptés, et même récompensés dans ce contexte. Mais cela ne veut pas nécessairement dire que les artistes sont des êtres humains complets et équilibrés. Dans le monde des arts aussi, les personnes sont souvent cantonnées à certains rôles. Vous y trouverez la chanteuse de rock avec un son serré, fermé et limité, c'est-à-dire des tensions à la racine de la langue. On considère cette manière de chanter comme légitime parce qu'elle correspond à un style, mais ce style risque de provoquer un déséquilibre permanent chez ses interprètes. Vous trouverez peut-être aussi un chanteur d'opéra avec du matériel vocal vivant et magnifique, mais qui, humainement, est piégé dans un type Trombone, noyant tous ceux qui l'entourent. Il mesure sa valeur en fonction de son volume, perdant ainsi tous les autres détails et toutes les autres nuances.

En nous regardant et en observant d'autres êtres humains dans cette optique, nous découvrons qu'il est erroné et illusoire de croire que nous pouvons être divisés en ennemis et en opposants.

Nous sommes profondément liés les uns aux autres, car le bien et le mal nous habitent tous. Et tous ces côtés sont en nous, cachés par des ombres; ce n'est que lorsque nous réalisons que le conflit fondamental est avant tout en nous-mêmes que nous pouvons faire de la place à d'autres êtres humains. Nous devenons alors capables d'accéder à un niveau plus élevé, où nous sommes des individus libres et en même temps profondément liés les uns aux autres.

C'est sur ce plan là que la voix humaine - le son - peut unifier les personnes de différentes cultures, langues et origines sociales.

La voix au cours du temps

Le temps a un rôle crucial dans le contexte de la voix. Pensez à votre voix d'enfant par rapport à votre voix d'adulte. Regardez le cycle de vie de tout être humain : enfance, jeunesse, âge adulte, vieillesse et constatez comment la voix change avec l'âge et le temps. À l'âge mûr, les voix de certaines personnes deviennent méconnaissables, alors que d'autres semblent ne pas changer du tout. Il y a des différences entre une personne et l'autre, mais en fait la voix change toujours, parfois peu, parfois beaucoup.

Les différentes époques ont aussi influencé la voix humaine. En remontant à l'âge de pierre, nous pouvons supposer que l'instinct de survie était prédominant. La chasse et la reproduction avaient probablement un rôle central. Alors à quoi servait la voix chez les humains de l'âge de pierre ? Sur quoi se basait leur communication, à quoi ressemblait-elle ?

La voix était probablement utilisée de manière plus primitive, peut-être plus authentique, avec des sons inarticulés accompagnant la chasse, les repas ou l'accouplement. L'être humain intérieur - cet « homme naturel » - vivait sans doute plus pleinement ses instincts et ses sensations que les hommes modernes, avec leurs langues et leur structure. Autrement dit, nous étions à cette époque-là plus proches du corps que de l'esprit, plus proches de la nature que de la culture.

En avançant un peu dans le temps, il serait intéressant de savoir à quoi ressemblaient les sons des Vikings. S'il avait été possible de les enregistrer, nous serions aujourd'hui en mesure de les écouter, mais nous ne pouvons hélas que les imaginer. En pensant à la typologie de leur corps, nous pouvons deviner quelques caractéristiques générales de leurs voix : puissantes, directes, profondes, surtout celles des hommes. Les Vikings étaient connus pour leur courage (en tout cas ceux qui entreprirent des voyages pour conquérir d'autres territoires) ; ce trait de caractère donnait peut-être lieu à un fort mouvement vers l'avant dans leur manière de parler.

Il est aussi intéressant d'imaginer les interactions entre les normes de la société et l'utilisation de la voix à l'époque victorienne. Les nombreux contrôles, tabous et toutes les émotions réprimées influençaient-ils la manière de parler ? Et si oui, de quelle manière ? Là aussi, nous ne pouvons que spéculer.

Le langage peut se retracer beaucoup plus loin que le son de la voix. Les anciens rouleaux de papyrus datent presque de 4000 ans, alors que pour la voix humaine, nous ne pouvons remonter que jusqu'à l'invention de l'enregistrement.

Dans les premiers films « parlés », les voix tentent d'être correctes, respectables, polies. Elles sont lentes, très articulées, dans un registre moyen et confortable ; aucun sentiment extrême n'est exprimé et le volume est régulier ; les limites sont claires. Cela reflète la bourgeoisie respectable de cette époque, où il était encore considéré comme tabou de dépeindre les classes sociales inférieures. Aujourd'hui, nous montrons notre société de manière beaucoup plus variée. La radio et la télévision véhiculent une vaste gamme de langues, de jargons et de dialectes. Le tempo de la voix est beaucoup plus rapide, reflétant le style de vie plus actif et stressé de notre époque. Par bonheur, nous tolérons aussi mieux une utilisation plus libre de la voix.

Nouveaux rôles de l'homme et de la femme - Nouvelles voix

La plupart des gens disent instinctivement que les voix hautes sont « féminines » et les voix basses « masculines ». Cela ne veut bien sûr pas dire que les femmes n'ont jamais la voix basse ou les hommes la voix haute. Cependant, mon expérience dans le travail vocal m'a montré que nos associations sur ce point ne sont pas ambiguës. C'est un héritage que nous portons en nous. De même que les filles jouent à la poupée et les garçons aux petites voitures, même si leurs parents tentent de les influencer différemment, il s'agit d'un archétype.

Dans notre culture, nous avons en fait remanié pendant des générations nos idéaux et nos attentes concernant les sons que doivent émettre les hommes et les femmes. Nous le faisons encore aujourd'hui ! Depuis qu'il est devenu acceptable pour les femmes d'intégrer une part plus grande de masculinité dans leurs personnalités - ayant ainsi accès à plus de variations et de nuances - les femmes ont des voix plus fortes et puissantes et utilisent des registres plus bas et plus bruts, autrefois réservés aux hommes. Cet exemple d'une femme qui, après un cours de voix, avait réellement accédé à la force brute de sa voix est très parlant. Voici son récit : « Un soir tard, alors que je rentrais à la maison après une fête, un homme m'a suivie. Il s'approchait de plus en plus de moi, je sentais presque sa transpiration. Déterminée, je me suis retournée et j'ai hurlé de toutes mes forces. Il a dû avoir peur, parce qu'il s'est enfui ». La femme en question est petite et frêle (mais a des cordes vocales fortes) et l'homme a visiblement été surpris par cette puissance inattendue.

De même, lorsque des hommes osent intégrer une part plus féminine à leur personnalité, ils accèdent aux qualités plus hautes, sensibles et douces de leur voix. Bien entendu, cela ne les rend pas moins masculins.

En ayant une vision plus variée des rôles masculins et féminins, nous pouvons utiliser plus d'aspects de nos voix, c'est-à-dire accéder à plus de nuances.

Équilibre entre voix féminine et voix masculine

Lorsque nous changeons de voix, comme dans l'exemple de cette femme qui a accédé à une force plus brute et plus profonde à travers sa voix, nous influençons automatiquement le sexe opposé. Dans les interactions avec autrui, nous sommes attirés - comme nous l'avons vu plus haut - par les pôles opposés; par exemple, un homme phallocrate a besoin d'une femme soumise. Une voix timorée et enfantine fait appel à un gros méchant loup. Si nous réussissons à modifier ces rôles en changeant notre voix, un nouvel équilibre s'imposera entre les sexes. Une voix centrée qui résonne dans son registre naturel influence énormément l'environnement. Il devient alors impossible pour celui qui entend cette voix de maintenir un jeu de rôle manipulateur. Cela permet d'obtenir les réponses que nous cherchons. Lorsque vous changez de voix, vous changez de personnalité et provoquez donc des changements dans votre entourage.

La voix du futur : arme ou remède ?

L'époque que nous vivons nous confronte à d'énormes changements dans beaucoup de domaines importants. Notre Terre et nous-mêmes sommes face à des crises écologiques et psychiques. La technologie remplace de plus en plus le travail humain et cela marque un changement de paradigme. Le vieux monde, préoccupé par le statut, l'argent, les biens matériels, la célébrité, le travail, la nourriture, etc., est sur le point de disparaître. Nous tournons notre regard vers un nouveau monde et de nouvelles valeurs de société, orientées vers les ressources intérieures et mettant l'accent sur le féminin et l'universel.

Ces nouvelles impulsions globales auront aussi un impact sur la voix. Espérons qu'il y aura plus de recherche sur la magie de la voix et du son, ainsi que sur la myriade de manières de les utiliser. Je pense en particulier à la voix en tant qu'outil pour la guérison. Certaines fréquences sonores peuvent affecter des organes corporels. Il existe déjà des sons vocaux pour calmer, des sons pour éveiller, des sons qui peuvent éliminer les verrues plantaires et les maux de tête, et des sons capables de provoquer des changements au niveau cellulaire. Il est clair qu'avec des recherches appropriées, nous serons en mesure de guérir même des maladies graves. Mais personne ne peut savoir exactement comment la voix sera utilisée à l'avenir, nous pouvons seulement émettre des hypothèses.

David Lynch, dans le film de science-fiction *Dune,* propose une vision intéressante de l'utilisation de la voix. Le personnage principal, créature surnaturelle et nouveau Messie, a des capacités parapsychologiques, notamment une voix au pouvoir hypnotique. Cette voix, illustrée dans le film par un registre extrêmement bas, est utilisée comme une arme. Une des phrases du film dit : « Certaines pensées ont un certain son, car le son équivaut à une forme... À travers le son et le mouvement, vous serez en mesure de paralyser des nerfs, de faire éclater des os, de provoquer des incendies ». Il s'agit bien entendu d'un film d'action plein de scènes violentes, où la voix est utilisée comme arme pour combattre l'ennemi (pour une bonne cause, évidemment), mais la perspective demeure néanmoins intéressante. Si, dans le futur, nous réussissons à influencer la matière à travers le son, cela aura des conséquences énormes. Pensez à ce que cela pourrait signifier dans le domaine de la santé. Imaginez un chirurgien utilisant le son comme outil pour réaliser des opérations... Sonores !

Nous découvrirons peut-être des fréquences sonores influençant l'atmosphère et nous permettant donc de nous protéger contre la pollution ou les radiations nocives. Des recherches approfondies seraient nécessaires pour déterminer quelles fréquences sonores correspondent à quelles vibrations, par exemple en cas de tumeur cancéreuse. Il faudrait aussi un changement de conscience et un grand sens des responsabilités pour gérer un outil aussi puissant. Ces idées appartiennent au futur, même si nous sommes déjà en train de les mettre sur pied en ce moment.

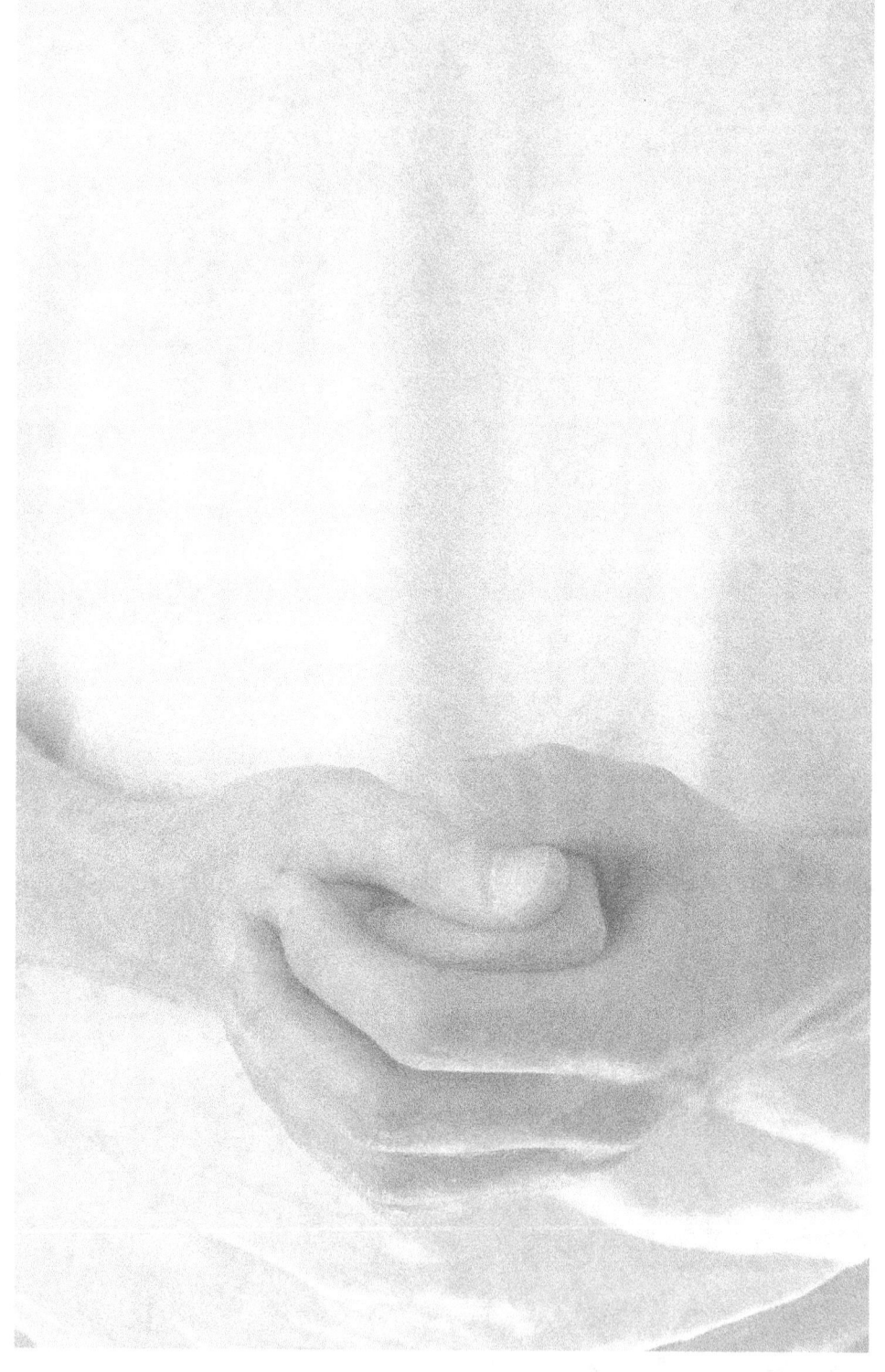

CHAPITRE 9

EXEMPLES DE CAS

Ces cas ne sont que des exemples; par conséquent, même si vous avez une voix de type Loup, cela ne veut pas dire que vos antécédents ou vos traits psychologiques ressemblent à ceux qui sont décrits ici. Chaque type de voix peut être extrêmement différent.

Le Trombone

Jim avait étudié le chant avec les meilleurs enseignants en la matière, dans son pays comme à l'étranger. Il s'était fait un nom dans les comédies musicales et obtenait de plus en plus de rôles dans le théâtre classique et musical. Sa voix de baryton pleine et puissante gagnait de l'amplitude lorsqu'il prenait la note très basse dans ses muscles fessiers. Il disait qu'il adorait se mettre complètement nu devant le miroir pour « *sentir son énergie vitale et chanter à travers tout son corps* ». Il appelait ça « *le chant canalisé* », avec un sourire un peu maladroit. Il ressentait de la joie et de l'euphorie quand son corps devenait le canal de quelque chose de grand et de spirituel.

Jim avait tendance à exagérer pratiquement tout ce qu'il faisait pour être plus conscient de son corps, disait-il. Mais à mon avis, il *évitait* ainsi de sentir véritablement son corps. C'était toujours lui que l'on entendait en premier à une fête et toujours lui le dernier à s'en aller - il lui arrivait même de faire la vaisselle quand tout le monde était parti.

Jim résistait, Jim persévérait. Il remplissait les espaces vides. Il était tenace.

Au fond de lui, il savait qu'il avait peur : peur de l'ordinaire, peur de ne pas être à la hauteur, peur de blesser les gens et, surtout, peur d'être blessé. Il craignait d'être un fardeau, d'avoir tort et d'être stupide. Cette peur de la stupidité était la plus épouvantable. Le simple fait d'y penser le rendait furieux : il était en colère contre lui-même parce qu'il se sentait stupide et effrayé. Il devait lutter contre son anxiété et « agir comme un homme » (c›est-à-dire en fait se gonfler comme un ballon). Tout cela s>entendait dans sa voix.

Parfois il avait peur d'arriver en retard. Il avait donc pris l'habitude de venir un quart d'heure à une demi-heure trop tôt. Il était toujours sur le qui-vive, prêt, dans l'attente. Il était *tellement* présent qu'il ressemblait à une caricature, à tel point que son entourage le trouvait agressif.

Parcours vocal

Jim était un chanteur très accompli. La plupart des gens trouvaient sa voix tellement impressionnante qu'ils oubliaient d'écouter les nuances vocales plus fines. Ce ne fut qu'en passant un moment en seul à seul avec lui que je découvris un tout autre Jim, bien sûr après l'avoir dissuadé de prendre le contrôle de la situation comme il en avait l'habitude : il était prêt à faire tout ce que je lui proposais; il était curieux et enthousiaste; il connaissait bien sûr déjà tous les exercices, parce qu'il les avait utilisés dans son apprentissage ou que tel ou tel prof de chant bien connu les lui avait enseignés. Au début, il tentait surtout de bien faire ce que je lui disais : il voulait me prouver (et se prouver) qu'il était à la hauteur.

Sa voix révéla ce qu'il y avait là-dessous.

Cela s'entendait dans la manière dont Jim commençait un chant avec une énergie exagérée. Il ne s'agissait pas d'une attaque glottale dure, qui fait claquer les cordes vocales l'une dans l'autre et peut provoquer des tensions et de l'enrouement. Non, Jim était chanteur de formation et ses vénérables enseignants auraient corrigé depuis bien longtemps ce type de tendance. L'attaque de sa voix commençait en fait bien avant qu'on ne puisse l'entendre. Son corps entier était constamment en train de se préparer à ce qui devait arriver.

Son corps était prêt en permanence, suffisamment sur ses gardes pour éviter une attaque nucléaire !

Pour Jim, l'idée de créer un son à partir de rien (*exercice partir de zéro*) était complètement neuve; il s'agissait d'oublier tout ce qu'il avait appris et de commencer à explorer par la voix. Il fallut beaucoup de temps pour arriver à quelque chose, mais Jim continuait à fréquenter mes leçons. Finalement, ce fut une inspiration émotive qui lui permit d'attaquer un son d'une manière complètement nouvelle. Jim pensait qu'aucun son ne serait sorti de sa bouche s'il ne poussait pas, n'élargissait pas et ne forçait pas sa voix de manière presque violente. Au moment où il arrêta de pousser, une voix complètement nouvelle émergea. Elle tremblait; les cordes vocales se fermaient à peine et le son était tout petit. Jim fondit en larmes. Ce fut cette émotion qui rétablit le contact avec un petit garçon très craintif.

Le père de Jim était un homme strict et autoritaire. Il était juge suppléant et pratiquement toujours absent. Quand il était à la maison, il se préoccupait de ce que faisaient ses deux fils, et en particulier des notes qu'ils obtenaient à l'école. Jim était un garçon volumineux. Même quand il était petit, ses compagnons de jeu le regardaient avec mépris et se moquaient de lui parce qu'il était gros. Il se battait souvent avec eux et gagnait grâce à sa force et à sa taille; mais il n'avait pas de vrais amis à l'école, et se sentait très seul.

Son père était en même temps distant et, lorsqu'il était là, dominateur. Il avait un tempérament violent et Jim avait à de nombreuses reprises vu son père battre son grand frère parce qu'il n'avait pas satisfait ses attentes.

Le père de Jim avait parfois un regard meurtrier ou se raclait la gorge de manière manifeste. Jim apprit vite à reconnaître ces signaux d'avertissement et à y répondre en devenant « invisible », physiquement ou mentalement.

Grâce à un long processus, Jim put enfin découvrir un aspect nouveau et différent de sa voix.

Il lui fallut une patience immense, ainsi qu'une grande compréhension et acceptation de sa situation. Jim apprit comment se mettre en contact avec sa voix fragile, son angoisse et sa vulnérabilité, et leur présence devint alors évidente dans sa voix, sa capacité à produire des sons nuancés et sa capacité à exprimer des sentiments de *nostalgie, de souffrance* ou de *désespoir*. En plus de sa voix de trombone parfaitement formée, il avait maintenant accès à une vaste palette d'expressions.

Le parcours vocal de Jim dura quatre ans, avec à certaines périodes des sessions hebdomadaires, et parfois des interruptions complètes.

Résultats

Capacité de chanter doucement et de manière introspective

Capacité de produire des sons nuancés

Meilleur équilibre entre sons forts et sons doux

Meilleure expression émotive

Le Rabat-joie

Même si Per tentait de sembler heureux et de bonne humeur sur son répondeur automatique, se présentant avec son fils Klaus (15 ans) sur une mélodie de guitare bien masculine, sa voix rabat-joie était difficilement dissimulable. Lors de conversations téléphoniques en direct avec Per, j'entendais combien il appuyait sur sa voix, comme pour bien garder le contrôle de toutes ses émotions. Je savais, pour le moins, à quoi m'attendre.

En parlant avec lui, je me sentais un peu contrôlée et avais envie de contre-attaquer ou de me défendre contre quelque chose de difficilement identifiable. Ce sentiment demeurait longtemps après la fin de l'appel.

Je me demandais parfois ce qu'il se passerait si Per arrêtait de pousser sa voix vers le bas. J'avais l'impression qu'elle pourrait rebondir comme une plume et devenir brillante et légère, peut-être même sotte et amusante.

Per était petit et trapu, plutôt menu pour un homme. Il avait un poste sûr de chef de projet pour la municipalité. Il gérait d'une main ferme une bonne partie de sa vie, en particulier les aspects physiques et matériels. Il était à l'aise financièrement, possédait une maison dans un quartier chic, avait une compagne qu'il ne voyait que lorsqu'il en avait envie et un fils adolescent sur le point d'entrer dans un lycée prestigieux. Per avait une vie bien rangée et ne voyait aucune raison de la modifier.

Mais avec l'âge, il avait commencé à souffrir d'une allergie qui affectait ses bronches, ses voies respiratoires, sa gorge et ses yeux. Parfois ses yeux se gonflaient considérablement et sa voix semblait étouffée dans de la bouillie. Cela l'ennuyait, car ses collègues de travail avaient commencé à le remarquer, et même à faire des commentaires à ce sujet.

Parcours vocal

Lorsque Per prit contact avec moi, il n'était pas directement motivé, mais plutôt poussé par une envie de recherche inconsciente. Un de ses collègues avait entendu parler de mon travail et l'avait persuadé à tenter une approche basée sur la voix. Pendant les premières sessions vocales de Per, il n'utilisa sa voix que pour parler. Il évitait catégoriquement les chants et les sons chantés; chaque fois que je lui proposais un exercice, il l'interrompait par une idée quelconque, et si je tentais de me faire entendre, il ne faisait que parler plus vite et plus fort. Lorsque je lui parlai poliment de ce phénomène, il cessa. Nous pûmes alors commencer à travailler. Par contre, Per avait très envie de parler de la musique qu'il aimait quand il était au lycée, et du fait qu'il avait joué de la guitare dans un groupe.

La voix de Per était fortement bloquée. Il avait des tensions à la racine de la langue, de sorte que cette dernière fût tirée vers l'arrière de la gorge, bloquant ainsi le flux d'air. Il avait aussi un « buste en métal » autour de sa cage thoracique. C'était ainsi qu'il décrivait ce phénomène : il avait le sentiment d'être emprisonné quand il inspirait. Nous avons commencé à examiner cette forteresse - tant une prison qu'une protection, bien sûr - avec une série d'exercices de prise de conscience, de techniques de respiration et de méditation sonore en mouvement lent, qui lui permirent de ressentir et d'explorer.

Sa vulnérabilité devint de plus en plus visible au fur et à mesure qu'il découvrait la peine qu'il portait en lui depuis des années, mais qu'il n'avait jamais reconnue ou résolue. Tout d'abord, la perte d'un compagnon de jeu qui lui était très proche entre 6 et 11 ans et qui décéda dans un accident de voiture. Ensuite la perte d'un enfant qu'il avait eu suite à ce qu'il appelait « un petit accident » quand il était très jeune, et avec lequel il avait décidé de n'avoir aucun rapport. Et enfin, la perte de sa femme qui se suicida suite à une grosse dépression.

Lorsque Per parlait de ces pertes, il ne semblait pas touché; mais lorsqu'il chantait ou faisait des exercices sonores avec son corps et sa voix, ses émotions émergeaient de plus en plus, et il commença alors à pouvoir chanter plus haut et plus doucement. Il devint alors clair que, sous ses barreaux en métal et sa personnalité de rabat-joie, se cachait une belle voix de ténor.

Per alla rechercher les vieilles chansons qu'il écoutait quand il était au lycée, dans les années '60, et commença à jouer dans un groupe avec trois autres personnes; ils s'amusaient énormément. Il retrouva sa joie de vivre à travers sa voix. Il apprit aussi à mieux écouter et commença simplement à être plus heureux. Sa tendance à pousser sa voix vers le bas pour contrôler ses sentiments disparut, car il devint plus capable de les laisser vivre et de les exprimer. Il ose maintenant s'en tenir au registre véritable de sa voix, plus léger et plus haut, tout en reconnaissant aussi ses côtés plus fins ou féminins.

Son allergie n'a pas disparu, mais a fortement diminué.

Son parcours vocal dure depuis deux ans, avec des sessions en moyenne toutes les deux semaines.

Résultat

Accès à une zone de confort plus haute dans le registre de ténor. La tension à la racine de la langue a disparu

Mélodie dans la voix parlée

Le Loup et la voix Silencieuse

Linda et Henrik se connaissaient depuis un an et demi lorsqu'ils décidèrent de prendre un appartement ensemble à Copenhague. Linda, qui avait cinq ans de moins que Henrik, fréquentait une école de commerce. Elle était brillante, extrovertie et charmante. Henrik n'avait pas encore décidé quelles études entreprendre et travaillait temporairement dans une agence de voyage. Il était grand et sombre, avec des yeux bruns et un regard impénétrable. Il donnait l'impression d'avoir envoyé un ballon au milieu d'un terrain de foot et d'attendre que quelqu'un le prenne, autrement dit que quelqu'un vive sa vie à sa place.

Et c'était exactement ce que faisait Linda. Elle avait pris immédiatement le contrôle de la balle et n'avait jamais cessé de l'avoir depuis ce moment-là. C'était elle qui avait choisi Henrik, elle qui avait proposé d'emménager ensemble, elle qui avait trouvé l'appartement et elle qui, grâce à sa créativité et à son bon goût, l'avait entièrement décoré.

Henrik la suivait, silencieux et consentant. Ou faudrait-il dire silencieux et accusateur ? On ne savait jamais très bien ce que Henrik pensait ou ressentait. Son silence provoquait parfois un malaise, parfois une curiosité stimulante, presque aphrodisiaque, par laquelle Linda se sentait attirée. Elle lui permettait d'être créative, d'utiliser son énergie et de mettre à profit tout ce qu'elle avait appris. Elle enterra le sentiment désagréable de malaise et choisit inconsciemment de l'ignorer.

Henrik profita de ce choix. Dès lors, il ne devait rien faire lui-même. Cette situation lui donnait un sentiment de contrôle familier et une certaine suffisance.

Parcours vocal

La voix de Linda était cristalline, forte et autoritaire. Elle contenait beaucoup d'énergie et d'impulsion, mais aussi un voile de colère. Linda avait une vaste gamme vocale, était musicale et adorait chanter. Elle avait visiblement beaucoup de possibilités et une grande envie de travailler avec sa voix. Dès les premières sessions, la direction qu'allait prendre le processus fut défini : le thème du pouvoir et de l'impuissance.

Quand elle était enfant, Linda avait dû assumer les responsabilités de sa mère, qui était mentalement fragile. Linda était l'aînée de trois sœurs et toute la famille reposait sur elle. Elle faisait les courses, préparait le dîner, s'occupait du ménage et prenait soin de ses petites sœurs. Elle assuma le rôle de sa mère, devenant la matriarche de la famille et la fidèle alliée de son père, qui l'appelait avec fierté « la grande fille de papa ». Elle reçut la bienveillance de son père et la reconnaissance de son rôle de femme adulte. Elle développa des qualités telles que la créativité, la résolution et la responsabilité, toutes manifestent dans sa voix de « Loup » - même s'il s'agissait de qualités positives.

Linda était dotée d'une voix puissante et pleine d'élan, mais avait de la peine à chanter doucement et à produire des sons avec le bord des cordes vocales uniquement. En outre, sa voix était légèrement rigide ou raide; elle manquait de souplesse et de mobilité. Il était facile pour Linda de prendre des responsabilités et de mener la barque; mais pouvait-elle aussi les confier à autrui ?

Ou même les laisser de côté? La petite Linda blessée, qui devait toujours assumer la responsabilité de tout le monde, mais qui n'avait jamais eu la possibilité de se sentir impuissante. Cela était normal pour une enfant dans sa situation, qui vivait sans les soins de sa mère et sans pouvoir compter sur le fait qu'un adulte était entièrement responsable d'elle. Inconsciemment, elle mourait d'envie de « recevoir » et le son demeurait caché dans ces émotions.

Nous travaillâmes avec les exercices Libérer le son, Saisir l'énergie, Arrêter l'énergie et Attaque de la voix afin que Linda puisse acquérir un nouvel équilibre entre puissance et impuissance, donner et recevoir. (Ces exercices ne sont pas les mêmes que ceux du tableau des types de voix au chapitre 4, mais présentent des similitudes).

La voix de Linda, auparavant cristalline et autoritaire, devint alors capable de douceur, d'intimité et de sensualité. Lorsque Linda renonçait au pouvoir, elle acquérait d'autres nuances vocales. Elle réussissait très bien à adoucir sa voix lorsqu'elle chantait, donnant plus de puissance émotive à des expressions de perte, de nostalgie ou de proximité. Elle atteignait sa plus belle expression de globalité lorsqu'elle improvisait dans l'exercice *Suivre l'énergie*.

Son parcours vocal dura six mois, avec des sessions toutes les trois semaines.

Résultat

Plus de souplesse et de mobilité dans la voix

Meilleur équilibre entre les sons forts et les sons doux

Capacité de chanter avec de l'intimité et de la sensualité dans la voix

La voix Silencieuse

La voix de Henrik était fragile, pleine d'air et changeante comme celle d'un petit garçon, avec des pauses qui semblaient signaler une attitude hésitante ainsi qu'une sorte de dédain. Il ne parlait jamais beaucoup, gardait souvent le silence et était rarement passionné. C'était une voix agréable, étant donné qu'il ne parlait jamais trop fort, mais en même temps ceux qui l'écoutaient se sentaient étrangement paralysés, comme si son silence hésitant était contagieux. Par ailleurs, quand il se fâchait, cela se manifestait par des explosions dramatiques qui ébranlaient les gens de son entourage.

Mais il se fâchait rarement : la plupart du temps, la rage de Henrik s'exprimait de manière indirecte.

Il punissait parfois les gens en restant complètement silencieux ou en les congelant complètement; ou, mieux encore, il les amenait à faire des choses en les laissant penser qu'ils étaient la cause de sa colère.

Parcours vocal

La voix de Henrik était pleine d'une rage réprimée ou minimisée qui était ignorée autant que son besoin de contrôle et de puissance.

Il fallait le convaincre de participer et de s'emparer du pouvoir de sa voix, mais cela était difficile, car il s'était créé un schéma de silence et de rébellion. Au début, lorsque je lui demandais de manifester sa colère, c'était comme si je le priais d'exposer son intimité la plus profonde, et l'idée de devoir le faire devant quelqu'un lui était absolument intolérable. Ces deux conditions s'avérèrent un tournant décisif pour Henrik.

Henrik commença par l'exercice du Samouraï, d'abord avec des mots, plus concrets que les sons seuls. Le son peut sembler plus « dangereux », car il s'agit d'une énergie pure qui accède directement au corps et aux émotions.

Les mots et les images qui surgirent surprirent Henrik par leur aspect cru et primitif. Au bout de quelque temps, Henrik commença à libérer une nuée de sons non-verbaux, accompagnés par les sentiments de rage - mais aussi d'humour et de joie - qui étaient emprisonnés dans son corps.

Chez Henrik, ce nouvel accès à sa colère s'entendait à travers l'impact et la force plus puissants qui devinrent présents dans sa voix; sa capacité à articuler s'améliora aussi sensiblement. En particulier, les consonnes devinrent plus claires dans sa voix parlée. Les consonnes définissent le rythme de la parole, alors que les voyelles constituent la mélodie. Les voyelles, fluides et illimitées, portent le contenu, alors que les consonnes créent les limites et la structure.

Les parents de Henrik avaient divorcé quand il avait huit ans, sur demande de son père, qui avait vécu une double vie avec une autre femme. Il laissa la mère de Henrik avec leurs trois enfants.

Henrik décrivait son père comme un homme renfermé, peu en contact avec ses sentiments et qui avait de la peine à s'exprimer. Il se souvenait de l'atmosphère qu'il y avait à table pendant les repas : un silence glacial régnait entre ses parents. Plus tard, le silence régna autour du divorce, de même que quand le père de Henrik tomba gravement malade et mourut à l'âge de 64 ans. Dans sa famille, on ne se parlait jamais.

Lorsque Henrik brisa son propre schéma de silence, le jeu, la créativité et l'humour apparurent dans sa voix.

Lui qui n'avait jusque-là utilisé sa voix que pour maintenir le silence et se contenir, avait maintenant très envie de chanter. Il commença par de simples chansons pour enfants dont il se souvenait, mais s'essaya ensuite à plusieurs genres, notamment le rock, le classique, les standards et le jazz. Quand Henrik proposa à Linda de chanter ensemble, les rôles habituels changèrent sensiblement.

Leur parcours vocal dura deux ans, avec des sessions une fois par mois.

Résultat

Plus de puissance et de volume

Meilleure articulation

Commence à chanter

Le Loup rencontre la voix Silencieuse

La relation entre Linda et Henrik les poussait l'un et l'autre à l'extrémité des tendances qu'ils avaient acquises; ils s'influençaient réciproquement de sorte que leurs rôles étaient amplifiés ou accentués. Plus Linda était ingénieuse et décidée, plus Henrik devenait silencieux et retiré, et vice-versa. Vu du dehors, c'était Linda qui avait le pouvoir et l'énergie, avec sa puissance vocale impétueuse et agressive, alors que Henrik était passif et impuissant, avec sa voix faible, retenue et silencieuse. Au niveau inconscient et caché, c'était exactement le contraire.

Linda n'osait pas ressentir et reconnaître son impuissance; Henrik n'osait pas ressentir et reconnaître sa puissance et son désir de contrôle.

Quand ils commencèrent à chanter ensemble, ils trouvèrent un territoire commun, une sorte de terrain de jeu. Cela les libéra de leurs rôles fixes, leur permettant d'expérimenter et de trouver de nouvelles expressions vocales, c'est-à-dire de nouveaux rôles. C'était dans cet espace non verbal, un espace vocal, qu'ils pouvaient échapper à tous leurs clichés et schémas de comportement.

Linda et Henrik vinrent ensemble à des sessions pendant six mois, toutes les trois semaines.

La Cascade

Le son pressé des talons aiguilles d'Irène arriva à mon oreille avant celui de la sonnette. Et même avant d'ouvrir la porte, j'entendis sa voix cristalline et légèrement stridente qui parlait avec énergie. Je me demandais si elle avait croisé le facteur ou demandé des renseignements à un voisin. J'ouvris la porte; Irène sourit et me fit un signe de la tête en entrant dans mon appartement tout en parlant à son téléphone portable. Elle fouilla fébrilement dans son sac, éteignit son portable, le ralluma, l'éteignit à nouveau, se regarda dans le miroir, sans interrompre une longue tirade de phrases, presque toutes incomplètes. Elle haletait, sa voix se cassa et, tout d'un coup, elle se tut. « Désolée », dit-elle. « J'aurais dû partir plus tôt du bureau ». Elle était arrivée avec 20 minutes de retard à sa première session, à laquelle son chef l'avait envoyée. Irène était secrétaire dans une grande entreprise d'informatique. Les gens ne l'écoutaient pas et ne la prenaient pas au sérieux, et cela lui posait problème. Son chef, un homme beaucoup plus jeune qu'elle, exprimait la chose un peu autrement. Il pensait qu'elle pourrait sembler un peu plus « méchante » si sa voix était plus fougueuse, et que les clients lui reconnaîtraient ainsi une certaine autorité.

En réalité, son jacassement constant l'irritait souvent. Il pensait qu'elle parlait comme une cascade et que personne n'avait envie de l'écouter. Par ailleurs, elle était très compétente dans les tâches écrites et il ne souhaitait pas perdre sa compréhension fine et professionnelle du domaine. Il avait, pour cette raison, déjà tenté de lui faire suivre un cours d'efficacité personnelle, mais cela ne semblait pas avoir eu beaucoup d'effet : elle y avait seulement trouvé un nouveau compagnon avec lequel les choses n'étaient pas simples.

Parcours vocal

La voix d'Irène était aussi frénétique qu'elle. Sa respiration était beaucoup trop haute dans son corps et ne s'étendait pas jusqu'à son diaphragme ou ses muscles abdominaux. Son corps était tendu, en particulier les muscles du cou et de la gorge. Ce sont les mêmes symptômes que l'on s'attend à trouver dans les personnes qui subissent beaucoup de pression ou de stress : la respiration monte de plus en plus dans le corps, la tension musculaire augmente, en particulier dans le cou et la gorge. Il y a aussi un parallèle direct avec les réactions physiques que l'on trouve en cas d'anxiété ou de choc émotionnel, mais dans une moindre mesure.

La voix d'Irène était visiblement affectée par sa respiration courte et superficielle. Elle ne prenait pas assez d'air lors de l'inspiration ; l'air était pratiquement absent et elle se retrouvait avec le souffle coupé.

Sa gamme vocale aussi montait et devenait plus stridente ; elle n'avait aucune puissance ou autorité dans la voix ; la qualité du son était plate, manquait de plénitude et avait tendance à s'interrompre.

Dès qu'Irène commença à chanter, la qualité de sa voix changea considérablement. Là, elle était obligée de respirer pleinement lorsqu'elle devait, par exemple, chanter une longue note basse sur un « ah » dans *l'exercice Aller jusqu'au bout*. L'inspiration suivante était presque automatiquement profonde et soutenue, et c'était exactement ce dont elle avait besoin. Elle devint plus présente mentalement et se calma, ce qui lui permit d'être plus en contact avec son corps. Avant, il y avait un nuage d'agitation et de confusion autour d'elle, et ce nuage masquait sa vraie personnalité.

Il devint dès lors possible d'aller vers une respiration profonde dans le corps, en contact avec la force vitale que nous avons tous à la naissance. Les exercices qui nous y aidèrent furent Prendre votre espace, Définir les limites, Dire non et le chant de maintien de l'ancrage.

La voix d'Irène changea considérablement. Elle prit sa place dans une zone de confort plus basse, à un tempo plus lent, avec un son plus plein et plus chaud. Elle est encore en train d'y travailler, de sorte qu'il soit qu'envers toute sa personne

trop tôt pour tirer des conclusions; mais elle s'est libérée de sa nature agitée et de son habitude à parler comme une cascade. Elle semble beaucoup plus calme et plus attentive. Même si elle retombe de temps en temps dans ses anciennes habitudes chaotiques, elle est aussi capable de s'arrêter, de respirer profondément et de choisir un autre comportement.

Ce parcours vocal dure depuis neuf mois et continue avec des sessions régulières toutes les trois semaines.

Le Frein

La première fois qu'Anna prit contact avec moi, elle me dit au téléphone qu'elle sentait beaucoup de tensions dans la gorge et le cou. Je remarquai qu'elle avait une voix très profonde, ainsi qu'une tendance à ralentir ou à s'arrêter de parler, comme si elle s'attendait à ce qu'on l'interrompe. Je remarquai aussi que sa voix changeait parfois complètement et devenait cristalline, vulnérable et faible. Je pensais qu'il s'agissait là de qualités valables à respecter. Elle s'inscrivit à un atelier de présentation, puis prit part à un groupe à long terme ainsi qu'à un travail individuel.

Un regard important sur le passé

Un des plus vieux souvenirs d'Anna à propos de sa voix lui revint alors qu'elle était en train de se rendre à la première rencontre en groupe. Il était prévu que les participants devraient parler un peu de leur relation avec leur propre voix. Cela déclencha en elle des souvenirs d'enfance : elle avait une voix plus basse que la plupart des filles et était souvent prise pour un garçon, spécialement au téléphone.

Quand Anna avait environ huit ans, il fut décidé que sa classe enregistrerait une histoire sur bande magnétique pour l'envoyer aux enfants d'une autre école. On lui donna le rôle de narrateur, alors qu'une autre petite fille avait celui de « l'ours ». Quand ils écoutèrent la bande magnétique, l'histoire semblait ridicule : l'ours parlait avec une voix de petite fille très cristalline, alors que le narrateur grognait comme un ours, mais personne ne dit rien.

Anna me raconta qu'elle se sentait mal à l'aise et inquiète de ne pas être normale, un sentiment qui lui revint dès lors à de nombreuses reprises au cours de sa vie. Quelques années plus tôt, elle réussissait à en rire, mais maintenant cela la fâchait de plus en plus. Autrement dit, elle avait commencé à réagir, ce qui était légitime et compréhensible.

L'enfance d'Anna

Anna avait appris un schéma de comportement très masculin et parlait presque comme un homme. Dans plusieurs de nos exercices, elle se confronta à sa détermination et à sa tendance de se pousser très loin. En même temps, elle avait de la difficulté à faire des sons enfantins, tels que des gémissements, ou à « parler bébé ». Même si avait de la difficulté à entrer en contact avec la petite fille en elle, elle avait profondément besoin de le faire. Il lui fallut se confronter à beaucoup de pensées négatives à propos d'elle-même avant d'oser vraiment exprimer ces sons. Quand elle réussit enfin à laisser sortir le son, il était puissant et intense, et lui permit de mieux se comprendre.

Le retour à soi

Anna dit que lorsqu'elle sortait du cours de voix, elle se sentait souvent pleine de confiance en elle, de force et d'énergie; mais après peu, l'euphorie se dissipait et laissait la place à des émotions plus profondes.

Elle décrivait cela par une sorte de dépression qui s'installait. Son corps était de plus en plus pesant et une lourdeur grise insupportable se répandait depuis son cœur, finissant par des pleurs.

Elle faisait le deuil de sa féminité : malgré ses 34 ans, elle ne se sentait pas du tout femme. Pour Anna, le fait d'avoir un corps de femme avait été associé à un fort sentiment de honte.

C'est à ce moment-là qu'Anna découvrit qu'elle repartait de zéro. Elle commença à demander à ses amis ce qu'était la féminité. Il lui fallut un peu de temps pour qu'elle se rende compte qu'elle ne pouvait pas vraiment se servir de leurs réponses et qu'elle devait trouver son propre chemin vers sa féminité.

Quelques pensées négatives : le juge intérieur

Je manque de concentration.

Je ne suis pas en contact avec moi-même.

Tout le monde a une voix plus belle et agréable que la mienne. Je ne comprends pas les instructions.

Je suis mal à l'aise quand les gens entendent ma voix au cours.

Quand je suis moi-même, je suis dominatrice et « trop exaltée ».

Nouvelles affirmations positives sur soi

C'est comme ça que je me sens, et ma voix est celle-là.

J'ose être complètement moi-même.

J'ose utiliser ma voix et me faire entendre par les autres.

J'ose dire non et utiliser le pouvoir de ma voix.

Je me sens sûre de moi, sûre de ma voix.

Commentaires

Anna parle avec une voix sombre et basse, et retient souvent le son dans les exercices vocaux, de la même manière qu'elle retient sa voix et la maintient vers le bas.

Son langage corporel est caractérisé par les bras figés près du corps; elle demeure un peu extérieure au groupe, rasant les murs, tentant de se rendre invisible. J'ai l'impression qu'Anna ne se sent pas à l'aise dans sa zone de confort vocale, qu'elle n'est pas née avec une voix sombre. Elle a fait en sorte que sa voix s'assombrisse et a probablement eu de bonnes raisons de le faire. Une voix plus légère aurait probablement été vue d'un mauvais œil ou même rejetée dans sa famille. Pour survivre, il était donc nécessaire de réprimer toute une partie de sa voix, qui correspondait à toute une partie d'elle-même et de son identité.

C'est dans ce domaine que je vois un travail de développement possible : se familiariser avec son registre haut, sa voix plus légère et explorer toutes ses possibilités et tous ses attributs comme s'ils faisaient partie de son identité et de sa féminité cachées. Il lui fallait remonter jusqu'au moment où elle avait réprimé sa voix légère. La petite fille et la grande fille correspondent à la petite voix et à la grande voix : il faut les trouver. Ces qualités et la vie nouvelle qui les accompagne doivent être amenées dans le présent.

Anna doit aussi oser renoncer à son rôle de martyr et donc à la pression sur elle-même. Elle dit par exemple : « J'utilise beaucoup d'énergie pour essayer d'être moi-même au présent, en tentant d'éviter de me pousser constamment à réaliser quelque chose ». Physiquement, Anna est consciente d'avoir une tension dans sa poitrine, ainsi qu'une nouvelle sensation dans son bras gauche. Elle dit : « Je dois travailler avec mes bras et le son, mon rugissement et mon rire ! ». Autrement dit, elle a besoin de libérer ses bras et sa poitrine, d'avoir la tête haute et d'accepter plus d'attention envers la femme et l'être humain qu'elle est, ainsi qu'envers toute sa personne et son propre son.

Résultat

Relâche le contrôle

Accède à une voix plus haute et légère, et ose l'utiliser

Débit de la parole ininterrompu

Le Mendiant

Andreas arriva dans mon groupe avec un grand besoin de s'exprimer. Lorsque je commençai à mieux le connaître, je compris pourquoi. Enfant, il était incroyablement affectueux, mais sa mère ne pouvait pas répondre à son amour et le rejetait constamment. En réaction, il commença à bégayer et à loucher à l'âge de trois ans. Il assuma de cette manière la culpabilité du rejet de sa mère. Il devait forcément y avoir quelque chose qui n'allait pas en *lui* : il créa des raisons pour ne pas être vu (le strabisme) ou entendu (le bégaiement). Ce handicap démontrait encore mieux qu'il y avait quelque chose qui clochait.

Paradoxalement, il découvrit alors que cela amena à plus d'attention de la part de sa mère, étant donné qu'elle était maintenant obligée de s'occuper du problème en l'amenant chez des spécialistes, notamment des logopédistes. Andreas dit : « Cela semblait plus facile pour ma mère de s'occuper d'un enfant problématique que d'un enfant sain ». Il adopta cette habitude, cette manière contraire d'obtenir l'amour et l'acceptation de sa mère, et posa ainsi les fondements concernant la manière dont il vivrait sa vie.

Messages contradictoires

Andreas apprit le comportement négatif suivant : « Quand je m'exprime, je suis rejeté; je dois donc me renier en devenant difficile et problématique ». C'est ainsi que je reçois l'amour et l'acceptation ». Plus tard, ce thème se dévoila dans les sessions en groupe. Chaque fois qu'Andreas avait envie de s'ouvrir et de s'exprimer tel qu'il était, avec toutes les émotions qu'il possédait, en utilisant la vie et le pouvoir de sa voix, il ressentait la crainte d'être rejeté. Chaque fois qu'il s'approchait de sa forme d'expression authentique, l'anxiété surgissait : « Si je montre qui je suis vraiment, les gens s'éloigneront de moi ! » Il est clair que la voix, bien entendu un de ses modes d'expression blessé, était une porte d'entrée à sa croissance véritable. Plus il réussissait à exprimer propre son, mieux il se sentait.

Une limite abattue

Dans un exercice où il fallait relever les bras au-dessus de la tête, Andreas sentit, en toute innocence, qu'il était poussé au-delà de ses limites. Ses bras se figeaient à l'horizontale et ne parvenaient pas à aller plus haut. Il finit toutefois le mouvement et connut une expérience cathartique. Le geste lui rappelait celui d'un enfant qui recherche l'étreinte de sa mère. Physiquement, il n'avait pas été capable de faire cet exercice pendant longtemps.

Son inexploité

Andreas dit : « Quand j'étais petit, j'adorais jouer à faire un certain son... Celui de Tarzan ».

Je perçus qu'Andreas était une personne pleine de ressources, qui avait énormément de choses à partager. Quand l'ardeur de sa colère pouvait s'exprimer, un son puissant comme une tornade remplissait la pièce; quand son côté plus sensible s'exprimait dans un son intense et doux, il n'y avait aucun doute qu'il était musicien. C'était ce son, inexploité pendant de nombreuses années, qui remontait maintenant à la surface avec une puissance énorme.

Rapprochement

Pendant des années et des années, Andreas avait expérimenté ce que cela veut dire de mendier l'acceptation des autres. De nombreuses relations étaient entravées parce qu'il devait prouver qu'il était « à la hauteur » ou qu'il devait réfuter quelque chose. Le thème du rejet était particulièrement présent dans ses relations avec les femmes : il obtenait leur amour en les rejetant et en semblant peu intéressé. Il s'agissait bien sûr de femmes qui avaient elles-mêmes un problème avec ce type de schéma.

Progressivement, au fur et à mesure qu'il put intégrer ses ressources vocales et se faire entendre par les autres membres du groupe, Andreas s'accepta plus lui-même et acquit un nouveau sentiment de liberté. Il rencontra donc de nouvelles femmes et, au lieu de tenter d'obtenir leur amour et leur acceptation à travers un schéma négatif, comme par le passé, il osa se déclarer simplement et leur parler de sa joie et de son amour. Il décrivait cela magnifiquement : « Quand l'amour arrive, la condamnation disparaît ». Ainsi, en explorant les côtés inexprimés et cachés de la voix - son rire, ses grognements, ses cris de joie et le chant - Andreas s'est rapproché de sa vie authentique, ainsi que de l'amour et de la proximité que chacun de nous désire profondément.

Résultat

Plus de volume et de puissance vocale

Gamme vocale plus étendue (plus de notes)

Tempo plus rapide

Plus de nuances dans la voix

BIBLIOGRAPHIE

Eugenio Barba: *L'Archipel du théâtre.*

Barbara Ann Brennon: *Le Pouvoir Bénéfique des Mains.*

Barbara Ann Brennon: *Guérir par la lumière.*

Christine Byriel et Sten Byriel: *Se mig! - hør mig!*

Don Campbell: *L'effet Mozart.*

Melba Colgrove, Harold H. Bloomfield et Peter McWilliams: *How to Survive the Loss of a Love.*

Alv A. Dahl et Aud Dalsegg: *Charmer and Tyrant.*

Marianne Davidsen-Nielsen et Nini Leick: *Healing Pain: Attachment, Loss and Grief Therapy.*

Olivea Dewhurst-Maddock: *La thérapie par les sons.*

Karlfried Graf von Dürckheim: *Hara, Centre Vital de l'Homme.*

Shakti Gawain: *Le chemin de la Transformation.*

Theo Gimbel: *Les Pouvoirs de la Couleur.*

Edward T. Hall: *Le langage silencieux, La dimension cachée.*

Peter Michael Hamel: *Through Music to the Self.*

Jan Johansen et Niels Toft: *Sig hvad du mener.*

Peter Levine: *Réveiller le tigre - Guérir le traumatisme.*

Asger Lorentsen: *Hjertets healende lys.*

Anna et Alexander Mauthner: *Conversations with Bob Moore.*

Alice Miller: *L'enfant sous terreur.*

Alice Miller: *C'est pour ton bien : Racines de la violence dans l'éducation de l'enfant.*

Alice Miller: *La connaissance interdite.*

Bent Ølgaard: *Kommunikation og økomentale systemer, ifølge Gregory Bateson.*

Marshall B. Rosenberg: *Les mots sont des fenêtres (ou bien ce sont des murs) : Introduction à la Communication Non Violente .*

Dane Rudhyar: *La magie du ton et l'art de la musique.*

Anette Tholstrup: *Det lille barn og dig.*

Eskild Tjalve, Marianne Suhr et Gurli Ohm Hernø: *Forvandling.*

Eckhart Tolle: *Le pouvoir du moment présent - Guide d'éveil spirituel.*